AF397023

ÉTUDE

DE

L'OSTÉO-ARTHRITE TUBERCULEUSE DU GENOU

DE L'ENFANT

ANATOMIE PATHOLOGIQUE ET INDICATIONS THÉRAPEUTIQUES

PAR

Le Dʳ Alexandre GUILLEMAIN

Ancien interne lauréat des hôpitaux
Premier externe (1885)
Premier interne (1887)
Médaille d'or de chirurgie 1892
Prosecteur à la Faculté de médecine

PARIS

G. STEINHEIL, ÉDITEUR

2, RUE CASIMIR-DELAVIGNE, 2

1893

ÉTUDE

DE

L'OSTÉO-ARTHRITE TUBERCULEUSE DU GENOU DE L'ENFANT

ANATOMIE PATHOLOGIQUE ET INDICATIONS THÉRAPEUTIQUES

IMPRIMERIE LEMALE ET Cie, HAVRE

ÉTUDE

DE

L'OSTÉO-ARTHRITE TUBERCULEUSE DU GENOU

DE L'ENFANT

ANATOMIE PATHOLOGIQUE ET INDICATIONS THÉRAPEUTIQUES

PAR

Le Dr Alexandre GUILLEMAIN

Ancien interne lauréat des hôpitaux
Premier externe (1835)
Premier interne (1887)
Médaille d'or de chirurgie 1892
Prosecteur à la Faculté de médecine

PARIS

G. STEINHEIL, ÉDITEUR

2, RUE CASIMIR-DELAVIGNE, 2

1893

A M. LE DOCTEUR RIGAL

Mon premier maître dans les hôpitaux

A M. LE PROFESSEUR LANNELONGUE

Externat 1886, Internat 1892

A M. LE PROFESSEUR BROUARDEL

Externat 1887

A LA MÉMOIRE DU PROFESSEUR TRÉLAT

Internat 1888

A M. LE PROFESSEUR PANAS

Internat 1890

A M. LE PROFESSEUR TERRIER

Internat 1891, Médaille d'or 1893

A MES AUTRES MAITRES

M. LE PROFESSEUR LE DENTU, MM. BAZY,
DE BEURMANN, BRISSAUD, BROCA, BRUN, COMBY,
GILBERT, HARTMANN, JALAGUIER,
POIRIER et SEGOND

ÉTUDE

DE

L'OSTÉO-ARTHRITE TUBERCULEUSE DU GENOU

DE L'ENFANT

ANATOMIE PATHOLOGIQUE ET INDICATIONS THÉRAPEUTIQUES

INTRODUCTION

Ce travail comprend deux parties, l'une consacrée à l'anatomie pathologique, l'autre au traitement de l'ostéo-arthrite tuberculeuse ou tumeur blanche du genou.

Nous accordons une part prépondérante à l'anatomie pathologique absolument négligée dans tous les classiques. Nos descriptions sont faites d'après une série d'observations *personnelles* : nous aurions pu en multiplier le nombre, mais nous avons cru que trois ou quatre cas bien étudiés suffisaient pour caractériser chaque période, chaque variété de la maladie. De nombreuses planches facilitent l'intelligence du texte : elles ont été dessinées d'après nature sur des pièces provenant pour la plupart d'autopsies faites par nous, empruntées pour le reste à la riche collection du musée de l'hôpital Trousseau que notre maître le professeur Lannelongue a mis généreusement à notre disposition, ainsi que ses documents inédits.

En ce qui concerne le traitement, nous avons examiné successivement les arthrites non suppurées et suppurées, soumettant à une critique sévère les différents traitements qui leur avaient été appliqués, et nous arrêtant à ceux qui, d'après nos observations, semblaient donner les meilleurs résultats. Enfin, nous avons accordé tout le développement qu'il mérite au traitement orthopédique des déformations consécutives aux ostéo-arthrites tuberculeuses du genou guéries. Nombre de déductions thérapeutiques ont pu être faites de l'étude approfondie des lésions osseuses.

Nous nous sommes limité à *l'enfant*, qui n'a pas achevé sa croissance, et dont les épiphyses ne sont pas encore soudées : chez lui en effet la maladie n'évolue pas comme chez l'adulte, elle a un pronostic moins grave et réclame un traitement différent.

PREMIÈRE PARTIE

ANATOMIE PATHOLOGIQUE (1)

Nélaton regardait la tumeur blanche du genou comme la plus fréquente de toutes : cette proposition, vraie quand on envisage tous les âges, ne l'est plus quand on se limite à l'enfance. C'est alors la coxo-tuberculose qui prend le dessus, et cela dans la proportion de 3 à 2.

Sur 100 enfants de 1 à 15 ans pris au hasard soit à la consultation, soit dans les salles de l'hôpital Trousseau, nous avons pu constater que la maladie s'observait surtout de 2 à 10 ans :

1 à 2 ans.	9
2 à 5 »	34
5 à 10 »	34
10 à 15 »	23

Les filles sont moins souvent atteintes que les garçons. Deux fois l'affection siégait des deux côtés. Deux fois il y avait en même temps une coxalgie.

Quel est le point de départ de la maladie ?

Est-ce une synovite, est-ce une ostéite tuberculeuse ?

Kœnig prétend que la synovite primitive est beaucoup plus fréquente chez l'enfant que chez l'adulte, et s'observe dans la moitié des cas.

Bien que nous n'ayons pas de statistiques précises à cet égard, nous croyons, avec M. Lannelongue, que l'ostéo-arthrite tuberculeuse du genou est presque toujours d'origine osseuse.

(1) Ce travail est publié tel qu'il a été présenté au concours de la médaille d'or le 15 octobre 1892.

Nous allons étudier dans leur ensemble les lésions osseuses, depuis le petit foyer de début, jusqu'à ces destructions avancées qui aboutissent à la luxation pathologique et à l'ankylose. Nous passerons ensuite en revue les altérations de la synoviale et des parties molles périarticulaires.

LÉSIONS OSSEUSES

CHAPITRE PREMIER

Foyers initiaux. — Leur siège. — Leur évolution.

Les trois os qui contribuent à former l'articulation du genou peuvent, avec une inégale fréquence d'ailleurs, être le point de départ de la maladie. Sur 28 cas observés au début Ollier (1) a trouvé :

    Origine tibiale.................................. 17
    Origine fémorale................................ 9
    Origine rotulienne.............................. 2

Le relevé des tableaux du mémoire de Willemer (2) sur la tuberculose du genou nous a donné :

    Origine tibiale.................................. 8
    Origine fémorale................................ 4
    Origine rotulienne.............................. 0

La prédominance des lésions tibiales si prononcée dans ces 2 statistiques, l'est plus encore dans la nôtre : en effet, sur 16 cas où le siège précis du début ne pouvait être mis en doute, nous avons trouvé :

    Origine tibiale.................................. 12
    Origine fémorale................................ 3
    Origine rotulienne.............................. 1

____

(1) OLLIER. *Traité des résections*, t. III, p. 297.
(2) WILLEMER. Ueber Kniegelenks tuberculöse. *Deutsch. Zeit. für Chir.*, 1885, p. 268.

Que la rotule ne soit presque jamais eu cause, cela se comprend, étant donné son peu de volume, et le rôle accessoire qu'elle joue dans l'articulation. Mais pourquoi cette prédilection du bacille tuberculeux pour le tibia ? Cela tient, croyons-nous, à une double raison :

A la structure éminemment spongieuse et vasculaire de cet os. Il suffit en effet de faire une coupe vertico-transversale du genou, pour voir que les aréoles du plateau tibial sont plus grandes que celles des condyles fémoraux. Or il est une loi générale de tuberculose osseuse qui trouve ici son application : le tubercule fuit le tissu compact pour se localiser dans le tissu spongieux.

Aux pressions énormes qu'il supporte : le poids du corps se transmet au sol par l'intermédiaire de l'axe fémoro-tibial. Or, si l'on ouvre une articulation du genou, on constate que la surface articulaire du tibia est deux fois moins étendue que celle du fémur (ce qui se comprend, puisque les condyles fémoraux se meuvent à chaque instant sur elle par un double mouvement de roulement et de glissement), elle sera donc soumise à une pression double, ce qui en fera un lieu de moindre résistance, et par suite un foyer d'élection pour la tuberculose.

La lésion initiale du *tibia* peut occuper trois sièges différents :

1° Dans certains cas elle est *épiphysaire* (fig. 1), limitée d'une part par le cartilage de conjugaison qui lui forme une barrière, de l'autre par le cartilage permanent qu'elle ne tarde pas à ulcérer. Une petite partie de l'épiphyse, du volume d'un pois, d'une noisette au plus, est d'abord envahie. Dans la seule autopsie que nous ayons eu l'occasion de faire, le foyer était à la partie postérieure de

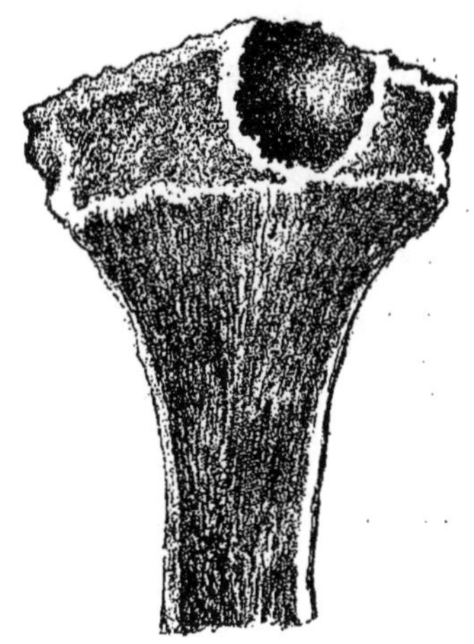

Fig. 1. — Coupe transversale de l'extrémité supérieure du tibia gauche (enfant de 2 ans). Caverne tuberculeuse du volume d'une noisette, remplie de matière caséeuse, limitée en bas par le cartilage de conjugaison, ouverte en haut dans la cavité articulaire. Synovite fongueuse ayant eu pour point de départ ce foyer osseux (1).

1) Cette planche et les suivantes sont dues à nos amis les Drs Raulin et Pinatel auxquels nous adressons nos plus vifs remerciements.

l'os ; mais nous croyons qu'il peut tout aussi bien occuper la région antérieure ou même le centre ; dans ce cas il infectera la synoviale qui passe au-devant des ligament croisés.

2° Les lésions *diaphysaires* sont fréquentes : elles siègent sur la face externe et plus souvent sur la face interne de l'os, mais toujours en avant contre la tubérosité antérieure, immédiatement au-dessous de l'insertion du ligament rotulien. Ces cas sont les moins graves ; car, que le foyer aboutisse à une caverne ou à un séquestre, il est facile à atteindre par l'extérieur, vers lequel il a beaucoup plus de tendance à se diriger que dans la cavité articulaire. Nous verrons qu'il en est tout autrement des foyers fémoraux d'ordinaire inter-condyliens.

3° Enfin la lésion peut être à cheval sur le cartilage de conjugaison, empiétant à la fois sur la diaphyse et l'épiphyse, elle est en un mot *diaphyso-épiphysaire* ; il en était ainsi chez un enfant mort de broncho-pneumonie dont nous représentons ci-dessous le tibia. Sur la figure 2 on voit, un peu en dedans de la tubérosité antérieure, un orifice

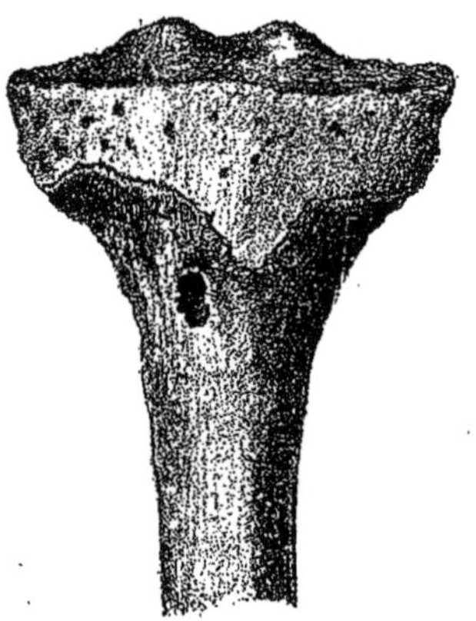

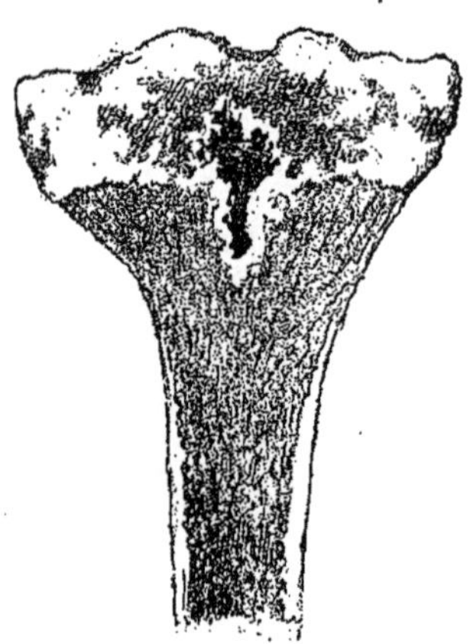

FIG. 2. — Extrémité supérieure du tibia gauche d'une arthrite tuberculeuse du genou au début. On voit un peu en dedans de la tubérosité antérieure un orifice fistuleux dans lequel le stylet s'enfonce à une profondeur de deux centimètres. (Enfant de 4 ans) (1).

FIG. 3. — Coupe transversale du même tibia montrant une caverne diaphyso-épiphysaire du volume d'un haricot et dont le milieu correspond au cartilage de conjugaison. C'est dans cette caverne que s'enfonçait le stylet.

fistuleux qui aboutit à un foyer caséeux jaunâtre visible sur une coupe transversale (fig. 3), il a la forme et les dimensions d'un haricot et perfore en son milieu le cartilage de conjugaison.

(1) La pièce qui nous a servi à dessiner ces deux figures ainsi que celle de la figure 4 ont été représentées dans le livre de M. Lannelongue sur la tuberculose osseuse et les abcès froids.

Sur le *fémur* la maladie peut de même débuter par l'épiphyse ou la diaphyse ; mais ce qui frappe c'est que, contrairement à ce qui a lieu pour le tibia, son siège est presque toujours postérieur, soit en arrière des condyles, soit au niveau de l'échancrure intercondylienne.

Or si sur les côtés du genou la synoviale s'insère au-dessous du cartilage de conjugaison, en arrière elle s'insère au-dessus, en pleine diaphyse, envoyant derrière chaque condyle ses prolongements ou procès synoviaux sus-condyliens. Donc une lésion même diaphysaire envahira avec la plus grande facilité la séreuse.

C'est ce qui s'est passé chez l'un de nos malades, porteur d'une petite caverne située au-dessus et en arrière du condyle fémoral interne. Le foyer tuberculeux parvenu à la surface de l'os a versé son contenu dans l'articulation et l'a infectée (fig. 4). Quand le tubercule se montre au centre de l'épiphyse, il s'ouvre dans la cavité articulaire presque toujours au même point : au niveau de l'échancrure intercondylienne. Notre maître le professeur P a n a s (1), H o l m e s (2),

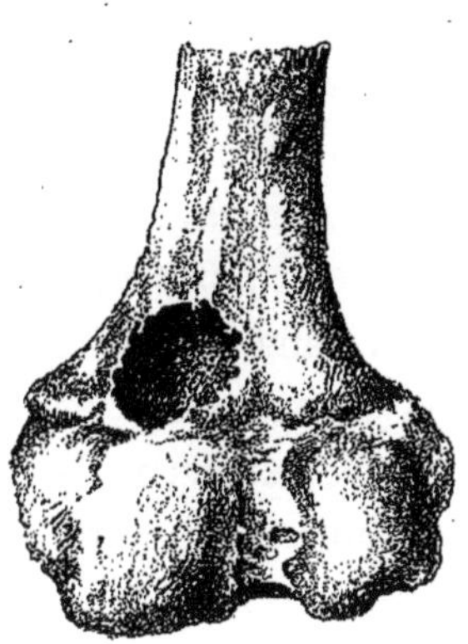

Fig. 4 — Face postérieure d'un fémur droit présentant au-dessus du condyle interne une petite caverne tuberculeuse qui s'est ouverte dans le genou, causant une arthrite aiguë à laquelle a succombé le malade. (Enfant de 2 ans.)

K œ n i g ont rapporté de pareils faits.

La *rotule* est-elle le point de départ de l'arthrite, ce qui est fort rare, le foyer situé au centre du noyau osseux s'ouvre à la fois en avant où il donne un abcès prérotulien, et en arrière où il infecte de préférence la portion de séreuse qui constitue le cul-de-sac soustricipital.

Quelle que soit sa localisation, la lésion initiale a toujours le même aspect et suit la même évolution. Sur une coupe c'est une petite tache blanc jaunâtre siégeant en plein tissu osseux, et ayant rarement

(1) PANAS. *Dict. de méd.*, art. Articulation, t. III, p. 392.
(2) HOLMES. *Thérapeutique des mal. chir. des enfants*, 1870, p. 661, fig, 286.

plus de un centimètre carré. Son contenu de consistance variable, est le plus souvent une matière caséeuse demi-solide qui, quand on la presse entre les doigts, donne la sensation de gravier due à de petits séquestres parcellaires.Une membrane fongueuse, dans laquelle le microscope fait reconnaître des follicules tuberculeux et des bacilles forme la paroi de cette cavité. Autour d'elle l'os présente d'ordinaire une zone plus ou moins étendue d'ostéite raréfiante. Ce sont là les lésions banales du tubercule enkysté des os ; voyons comment elles vont se propager à la synoviale.

En croissant par leur périphérie elles peuvent suivre deux voies : atteindre le périoste, le perforer et donner lieu à un abcès froid péri-articulaire, ou bien gagner l'articulation. Alors le cartilage d'encroû-tement s'use par sa face profonde jusqu'à ce qu'il soit perforé, et si le contenu du foyer osseux est liquide, il se répand dans la cavité arti-culaire. On peut alors voir survenir tous les signes d'une arthrite aiguë (obs. 3) qui devient secondairement tuberculeuse ; mais c'est l'exception. D'ordinaire les choses se passent d'une façon plus insi-dieuse ; après le cartilage c'est la portion de synoviale adjacente qui se tuberculise. Il y a d'abord un semis de granulations localisé en ce point ; on peut les voir quand on fait une autopsie tout à fait au début, puis l'éruption se généralise et les fongosités apparaissent. Toutefois le maximum des lésions correspond toujours au foyer osseux, ce qui indique assez qu'il en est leur point de départ.

D'ailleurs, les trois observations suivantes suivies d'autopsie mon-treront mieux qu'une longue description le mode de début de l'ostéo-arthrite tuberculeuse du genou.

Observation I. — *Ostéo-arthrite tuberculeuse du genou datant de six mois. Petit foyer caséeux dans l'épiphyse tibiale. Mort de rou-geole. (Fig. 1.)*

B..., Marcel, 2 ans, entre à l'hôpital Trousseau, salle Denonvilliers, le 24 février 1892.

Père et mère bien portants. Un frère mort à l'âge de trois ans de méningite. Une sœur âgée de sept ans et bien portante. Aucune maladie antérieure.

Début il y a environ six mois par des douleurs dans le genou qui ne présen-tait aucun changement de forme, ni de coloration. En même temps, l'état général de l'enfant s'est altéré, il a maigri, perdu l'appétit. Peu à peu le genou a grossi jusqu'à prendre la forme qu'il a actuellement :

La jambe est légèrement fléchie sur la cuisse, le membre est moins volumineux que celui du côté sain. Les muscles sont atrophiés. Le genou est le siège d'un gonflement uniforme : il mesure 25 centimètres de circonférence, tandis que celui du côté sain n'a que 19 centimètres. Il est facile de reconnaître un empâtement fongueux de toute la synoviale, surtout apparent en avant au niveau du cul-de-sac sous-tricipital et de chaque côté du ligament rotulien. Les mouvements sont limités et douloureux. Pas de foyer osseux nettement appréciable à la pression.

Pas de tuberculose pulmonaire ni viscérale.

27 février. Redressement sous le chloroforme, immobilisation dans une gouttière plâtrée.

11 mars. L'enfant présente des symptômes non douteux de rougeole pour lesquels il est évacué le 12 dans le service d'isolement. Mort de broncho-pneumonie le 17.

Autopsie. — Nous ne décrirons ici que les lésions du genou, les seules qui nous intéressent.

Extrémité supérieure du tibia. — Les surfaces articulaires du fémur et de la rotule sont saines. Sur le plateau tibial on aperçoit un orifice arrondi de la dimension d'une pièce de vingt centimes, il siège à la partie postérieure de la cavité glénoïde interne, immédiatement en arrière de l'épine, et se prolonge jusqu'à la face postérieure de l'os : il conduit dans une cavité facile à étudier sur une coupe transversale passant par son centre (fig. 1).

Cette cavité a la dimension d'une petite noisette, elle est développée dans l'épiphyse et s'arrête au niveau du cartilage de conjugaison, la diaphyse de l'os est saine. Cette caverne est remplie par une matière caséeuse jaunâtre : c'est le type du tubercule enkysté des os. Une membrane fongueuse la sépare du tissu osseux de l'épiphyse, lequel est atteint d'ostéite raréfiante.

Synoviale. — Dégénérescence fongueuse dans toute son étendue, mais surtout marquée en arrière au niveau de son insertion à la face postérieure du tibia. En ce point des fongosités exubérantes sont au contact du foyer osseux : c'est de lui qu'est partie l'infection tuberculeuse qui s'est de proche en proche propagée à toute la séreuse.

Le fibro-cartilage semi-lunaire interne est en partie détruit, l'externe est sain.

Obs. II. — *Cavité centrale du tibia gauche avec perforation à la face antérieure. Arthrite fongueuse peu avancée.* (D'après une pièce du musée de l'hôpital Trousseau.) (Fig 2 et 3.)

Garçon de 4 ans mort de broncho-pneumonie tuberculeuse. Les poumons présentent de nombreuses granulations.

A la face interne du genou, un peu en dedans de la tubérosité antérieure du tibia, se trouve une fistule qui conduit directement sur l'os.

Cette lésion osseuse a été le point de départ et de l'abcès froid pré-tibial, et de la synovite fongueuse consécutive.

Elle se montre sous forme d'un pertuis (fig. 2) admettant une sonde cannelée qui s'enfonce à une profondeur de 2 centimètres en se dirigeant obliquement en haut et en arrière.

Une coupe transversale de l'os (fig. 3) permet de se rendre un compte exact de la lésion. Elle consiste en une cavité tuberculeuse centrale dont le milieu répond au cartilage de conjugaison, et qui empiète au-dessus dans l'épiphyse et au-dessous dans la diaphyse. Cette cavité elliptique a à peu près la forme et les dimensions d'un haricot. Elle s'ouvre à l'extérieur par le trajet précédemment décrit.

Pas de séquestre ; cette cavité ne renferme que de la matière caséeuse. Son siège au niveau du cartilage de conjugaison, dit le professeur Lannelongue, m'a fait penser à des tubercules de ce cartilage lui-même.

Il y a en même temps une arthrite fongueuse légère du genou, qui a eu pour point de départ l'ostéite du tibia ; on peut constater en avant la continuité entre les lésions osseuses et synoviales.

Obs. III. — *Cavité tuberculeuse du fémur ouverte dans l'articulation du genou. Arthrite aiguë consécutive.* (Fig. 4.) (D'après une pièce du musée de l'hôpital Trousseau) (1).

Courbet, 2 ans, entre à l'hôpital Trousseau pour une arthrite aiguë du genou consécutive droit à l'ouverture d'un foyer osseux dans la jointure. Douleurs vives. Au bout de quelques jours les accidents s'amendent, un abcès s'ouvre à la face externe du genou et ne se referme pas : le trajet fistuleux qui lui succède communique avec la jointure et donne lieu à un écoulement de pus. L'enfant succombe quelques jours après son entrée à l'hôpital.

Autopsie. — Le genou est rempli de pus, la synoviale est un peu épaissie sans fausses membranes. En arrière la cavité articulaire communique avec une caverne considérable creusée à la face postérieure du fémur au-dessus du condyle interne. Cette cavité est profonde et constituée par le fémur lui-même réduit à une coque osseuse à ce niveau. Elle est sphérique, a les dimensions d'un haricot, et est remplie par une matière caséeuse concrète jaunâtre. Une fausse membrane tapisse la cavité. Autour d'elle moelle rouge et d'aspect normal.

Une coupe verticale du fémur montre que la cavité est située au-dessus du cartilage épiphysaire et qu'il n'existe pas autour d'elle d'ostéite apparente.

Les viscères ne présentent pas de tubercules. En examinant la colonne vertébrale nous avons trouvé dans l'épaisseur de deux corps vertébraux des granulations confluentes formant sur l'une une tache d'un jaune mat et opaque où l'on voyait les saillies de granulations en voie de transformation en matière caséeuse.

En résumé, la cavité du fémur s'est produite chez cet enfant lentement et sans réaction ; puis brusquement éclatent des accidents d'arthrite suivis d'une

---

(1) Cette observation est publiée dans le livre de M. Lannelongue. *Abcès froids et tuberculose osseuse,* p. 165.

mort prompte, due à l'ouverture de la cavité dans le genou. Le contenu exclu-sivement caséeux et sans séquestre de cette cavité eût suffi pour indiquer la nature tuberculeuse de l'affection ; mais l'existence de granulations tuberculeuses dans les corps vertébraux est venu donner à cette opinion une assurance plus grande encore. Si l'enfant avait survécu l'arthrite aiguë se serait transformée peu à peu en une arthrite tuberculeuse.

CHAPITRE II

Séquestres et cavernes. Carie diffuse des épiphyses.

Tandis que la synoviale devient fongueuse les foyers osseux ne restent pas stationnaires, ils continuent à s'étendre. Nous avons vu comment, versant leur contenu caséeux dans le genou, ils constituent des cavernes ; plus souvent peut-être ils aboutissent à la formation de *séquestres* qui ont une prédilection marquée pour le tibia.

Ces séquestres sont au début difficiles à reconnaître, la texture macroscopique de l'os n'est point changée à leur niveau, les aréoles ont la même dimension : seule leur coloration diffère, au lieu d'être rouges ils sont d'un blanc sale ou légèrement jaunâtre ; plus tard ils deviennent franchement jaunes et tranchent sur l'os sain.

Koenig (1) qui les a beaucoup étudiés les a appelés cunéiformes, car, dit-il, « très souvent ils ont la forme d'un coin dont la base est diri-« gée vers l'articulation et le sommet vers la moelle osseuse. Cela « tient à ce qu'ils sont dus à de petits bouchons tuberculeux renfer-« mant des bacilles, lesquels entraînés par le torrent circulatoire dans « les os viennent s'arrêter dans quelque petit vaisseau ». On aurait affaire ainsi à un véritable infarctus tuberculeux.

M. Lannelongue pense que ce processus, vrai pour les tuberculoses expérimentales que l'on produit chez les animaux, est exceptionnel chez l'homme. Les dessins de séquestres du genou que nous donnons confirment pleinement cette manière de voir.

Sur la figure (5) qui représente la coupe antéro-postérieure d'un genou atteint de tumeur blanche dont nous publions plu sloin l'observation (obs. VII), nous avons trouvé, indépendamment d'un séquestre

---

(1) Koenig. *La tuberculose des os et des articulations.* Trad. franç., 1884, p. 6.

de l'épiphyse fémorale complètement libre dans l'articulation, un séquestre de l'extrémité inférieure du fémur ne présentant aucune trace de séparation d'avec le reste de l'os.

Il se présente sous l'aspect d'une masse irrégulière se détachant par sa teinte claire de l'os sain plus foncé : la diaphyse est envahie dans

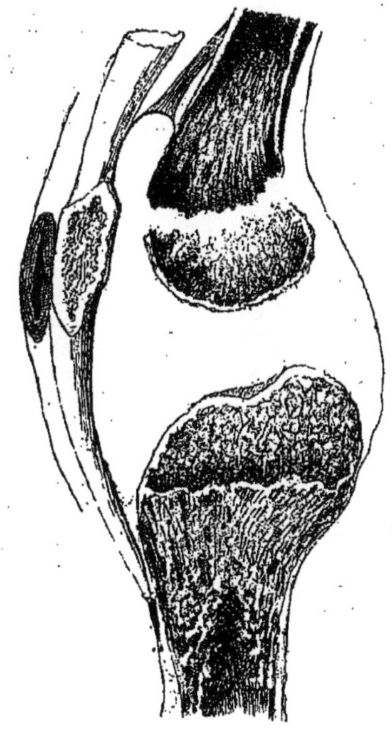

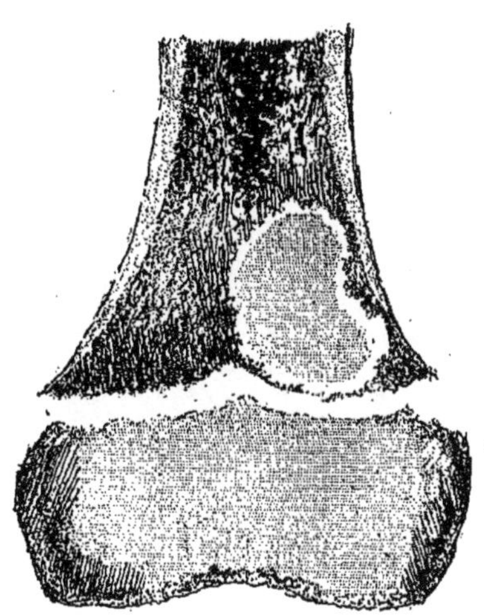

FIG. 5. — Coupe antéro-postérieure du genou montrant l'épiphyse fémorale séquestrée et libre dans la cavité articulaire. L'extrémité inférieure de la diaphyse du fémur présente un séquestre gris jaunâtre, irrégulier, non encore séparé de l'os sain, et correspondant aux séquestres que Kœnig a appelés *cunéiforme*. Les lésions tibiales et rotuliennes sont légères. Destruction ligamenteuse étendue. (Enfant de 4 ans.)

FIG. 6. — Coupe transversale de l'extrémité inférieure du fémur représenté sur la figure 5. L'épiphyse fémorale se voit avec sa forme et ses dimensions naturelles ainsi que le séquestre diaphysaire.

presque toute son épaisseur sauf à sa partie antéro-inférieure où une légère portion est restée saine.

Sur une coupe transversale (fig. 6) le séquestre se montre beaucoup plus nettement et ne saurait mieux être comparé qu'à un rein à contours dentelés. Si d'après ces deux coupes nous essayons de nous faire une idée de la forme de ce séquestre, nous voyons qu'elle défie toute comparaison, et est absolument *irrégulière*.

Une fois constitué le séquestre est un organe mort, un foyer de nécrose qui joue le rôle de corps étranger, et provoque autour de lui une ostéite raréfiante qui l'isole et le rend mobile.

Les figures 7, 8 et 9 nous montrent deux séquestres du tibia arrivés au terme de leur évolution.

Ils ont complètement modifié la forme de l'os qui est méconnais-

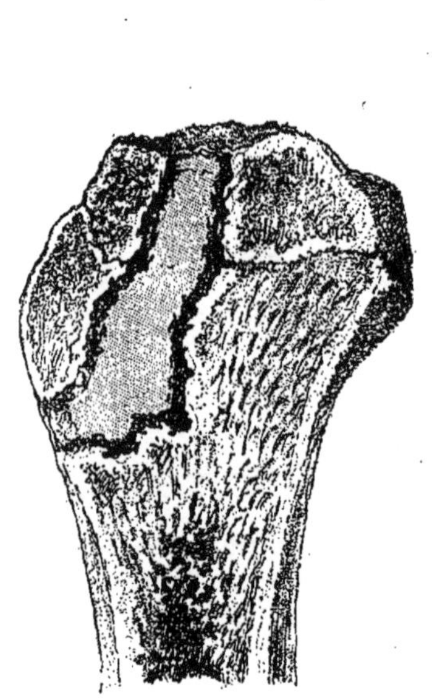

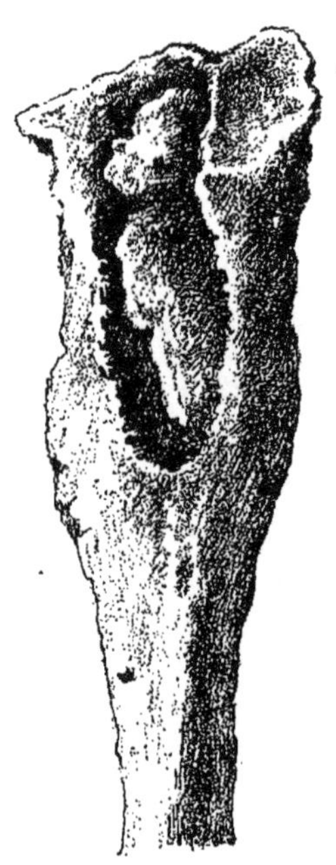

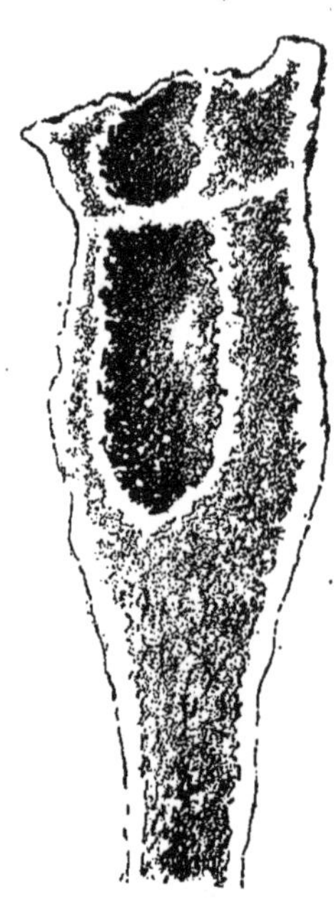

<table>
<tr>
<td>

Fig. 7. — Séquestre diaphyso-épiphysaire du tibia mobile dans une caverne un peu plus grande que lui. Cette caverne s'ouvre à la fois à l'extérieur au niveau de la tubérosité antérieure du tibia et dans la cavité articulaire. Synovite fongueuse. (Enfant de 5 ans.)

</td>
<td>

Fig. 8. — Extrémité supérieure d'un tibia considérablement déformé et présentant en avant une large ouverture au fond de laquelle on voit un double séquestre. (Enfant de 3 ans.)

</td>
<td>

Fig. 9. — Coupe transversale de ce tibia montrant plus nettement les séquestres dont l'un est diaphysaire, l'autre épiphysaire, et l'ouverture de la caverne dans l'articulation.

</td>
</tr>
</table>

sable. Ils sont logés dans une *caverne* qui a une double paroi : l'une dure, osseuse, l'autre molle. La première est formée ici par du tissu spongieux, là par du tissu compact réduit à une mince coque recouverte de périoste.

La seconde est une membrane fongueuse épaisse de 2 à 5 millimètres. Elle présente deux faces : l'externe qui envoie des bourgeons tuberculeux dans les aréoles de la zone osseuse voisine, l'interne tomenteuse, irrégulière, forme les limites de la caverne. Au point où cette caverne s'ouvre dans l'articulation, la membrane fongueuse qui la tapisse se réfléchit sur l'orifice de communication, et se continue directement avec la synoviale qui a le même aspect et la même texture histologique. Cette continuité indique nettement le mode d'envahissement de la séreuse.

Quand le séquestre est mobile dans la caverne qui le renferme, il est séparé d'elle par un intervalle de quelques millimètres que remplit un liquide séro-purulent.

Le séquestre peut avoir la même forme et à peu près les mêmes dimensions que la caverne : les aspérités de l'un sont alors reçues dans les anfractuosités de l'autre. D'autres fois, le tissu osseux s'étant en grande partie résorbé, il y a disproportion entre le petit volume du séquestre et la caverne qui le contient.

Il n'est pas rare de trouver dans la même caverne plusieurs séquestres. Quand la nécrose est diaphyso-épiphysaire il est fréquent d'avoir deux séquestres (obs. VIII et fig. 8 et 9) : l'un supérieur en communication avec la cavité articulaire épiphysaire ; l'autre diaphysaire et en communication avec l'extérieur. Quoi qu'il en soit, ils entretiennent une suppuration interminable, jusqu'à ce qu'ils soient enlevés par le chirurgien.

Il peut arriver qu'une épiphyse soit envahie dans sa totalité par la nécrose tuberculeuse, comme nous l'avons observé sur une pièce provenant d'une enfant de 4 ans morte de méningite : l'épiphyse du tibia était reçue dans une membrane fongueuse qui l'isolait de la diaphyse. En haut elle communiquait largement avec l'articulation elle-même fongueuse et remplie de pus.

A un stade plus avancé de la maladie, l'épiphyse se détache et tombe dans la cavité articulaire où elle devient un véritable *corps étranger*. Nous en voyons un bel exemple sur la fig. 5 ; là c'est de l'épiphyse fémorale qu'il s'agit.

Ces corps étrangers provoquent parfois une réaction inflammatoire intense et des désordres tels qu'il faut recourir à l'amputation. Quand elles ont séjourné un certain temps dans l'articulation, les épiphyses s'usent, se déforment, leurs angles s'arrondissent, leur volume diminue considérablement et elles deviennent méconnaissables.

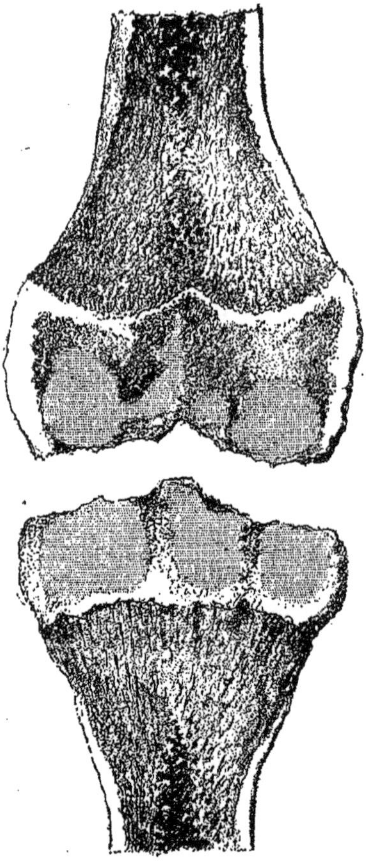

De cette étude un peu longue des séquestres du genou nous retiendrons ce fait : que presque toujours la caverne qui les renferme s'ouvre à la fois et dans la cavité articulaire et à la surface de l'os, infectant ainsi la synoviale et les tissus péri-articulaires.

Au lieu de ces lésions circonscrites on trouve, bien que plus rarement, dans l'ostéo-arthrite tuberculeuse du genou, l'*infiltration diffuse des épiphyses*. Cela se voit surtout dans les formes molles, lorsque les altérations de la synoviale prédominent.

Dans ces cas l'aspect des surfaces articulaires est peu modifié (obs. XI et fig. 10). A l'ouverture de l'articulation on tombe sur une ulcération superficielle des condyles fémoraux, du plateau tibial et de la rotule, les cartilages d'encroûtement et les ménisques ont disparu.

A la coupe les épiphyses du fémur et du tibia et même la région juxta-conjugale de la diaphyse sont gorgées de sang, les aréoles

Fig. 10. — Coupe vertico-transversale du genou. Carie diffuse des épiphyses. Les foyers tuberculeux du tibia sont juste en regard de ceux du fémur, comme si la maladie s'était propagée d'un os à l'autre. La forme des extrémités articulaires n'est pour ainsi dire pas modifiée. (Enfant de 7 ans.)

sont agrandies ; et, par places plus ou moins espacées, on aperçoit de petits points jaunâtres du volume d'une tête d'épingle à celui d'une lentille, ou même d'un haricot : ils sont formés par des amas de nodu-

les tuberculeux. En somme, ce qui frappe c'est l'étendue et la super-
ficialité des lésions.

Quelle que soit la forme de tuberculose osseuse à laquelle on ait
affaire, qu'elle soit circonscrite ou diffuse, elle a toujours de la tendance à mettre le genou dans une mauvaise position. On peut
même dire que toutes les fois que le membre n'est pas immobilisé
dans une gouttière plâtrée ou autre, la luxation pathologique est à
peu près inévitable.

CHAPITRE III

Attitudes vicieuses. Luxations pathologiques.

Il est curieux de voir combien la littérature médicale est pauvre en ce qui concerne les luxations pathologiques du genou. Le fait est d'autant plus surprenant que de tout temps les chirurgiens ont étudié avec le plus grand soin celles de la hanche ; et pourtant les luxations de la tuberculose du genou sont tout aussi importantes que celles de la coxo-tuberculose. Comme elles, elles obéissent à des lois fixes, se montrent toujours sous le même aspect, et il importe de les bien connaître soit pour les prévenir, soit pour les corriger quand elles sont déjà produites.

Bonnet (1) le premier, dans son remarquable *Traité des maladies des articulations*, a à peu près énuméré les différentes positions que peut prendre le genou frappé d'arthrite tuberculeuse. Depuis on n'a guère fait que le copier sans rien ajouter à la clarté et à l'exactitude de sa description (2).

Volkmann et Sonnenburg ont indiqué chacun un point de détail de la question : l'un la déformation des condyles, l'autre l'incurvation du tibia au niveau de son cartilage de conjugaison.

Les luxations spontanées, pathologiques, que l'on appelle encore symptomatiques (Dupuytren) ou déplacements consécutifs (Bonnet), se font au genou soit d'une façon lente et progressive, soit brusquement.

La *luxation lente et progressive* est celle qui s'observe dans presque tous les cas. Elle a pour cause la contracture musculaire que vient favoriser le ramollissement des extrémités osseuses. Que ces

(1) BONNET. *Traité des maladies des articulations*, t. II, p. 150 à 259.
(2) BARRÉ. *Des déformations du membre inférieur consécutives aux tumeurs blanches du genou*. Th. de Paris, 1878.

extrémités soient envahies par des lésions circonscrites, ou par les lésions diffuses de la carie, elles perdent leur cartilage d'encroûtement et l'os sous-jacent devient mou et friable. Les muscles qui entourent le genou appliquent fortement le plateau du tibia et la rotule sur les condyles fémoraux : les points en contact se déforment, s'usent; et cela d'autant plus facilement qu'ils sont déjà ramollis.

Ce fait avait été entrevu par Bonnet : « Les os infiltrés de fongosi-
« tés, dit-il, peuvent s'absorber plus ou moins profondément surtout
« dans les parties qui sont le siège d'une pression ; ainsi le fémur se
« creuse en arrière pour recevoir le tibia lorsque celui-ci est maintenu
« fléchi sur la cuisse ; ainsi l'ulcération de ces deux os se fait en dedans
« ou en dehors suivant que les pressions s'exercent spécialement sur
« l'un ou sur l'autre de leur côté. Enfin c'est surtout à la suite des
« tumeurs fongueuses que se produisent les luxations spontanées du
« genou. »

C'est ce processus que Volkmann a appelé *décubitus ulcéreux*, et M. Lannelongue *ulcération compressive* : « Sur les points com-primés, les cartilages s'altèrent, s'amincissent et disparaissent d'autant plus tôt, que leur nutrition est profondément affaiblie par l'ostéite et les fongosités sous-jacentes. Dès lors le tissu osseux mis à nu est à son tour l'objet de cette même compression, et on ne doit pas oublier qu'il est atteint d'ostéite raréfiante, et que les aréoles agrandies sont remplies de fongosités. D'une part sa consistance est amoindrie, d'autre part les points en contact subissent une pression plus ou moins énergique. De là résulte une destruction lente et pro-gressive des parties comprimées. Entre les surfaces qui se correspon-dent il se fait une adaptation nouvelle » (1).

La destruction des surfaces articulaires précède le déplacement qui se fait lentement et par une série d'étapes : ainsi le genou angulaire se fléchit peu à peu en passant par l'angle obtus, puis par l'angle droit, avant d'atteindre cet angle très aigu, caractérisé par le contact de la face postérieure de la jambe avec la face postérieure de la cuisse.

La *luxation brusque* est une rareté, et reconnaît un mécanisme différent. Une caverne se creuse dans l'épiphyse du fémur ou du tibia, y évolue sourdement, quand à l'occasion d'un traumatisme insignifiant il se produit un effondrement de l'os et une luxation (obs. XII). Ces

(1) Lannelongue. *Coxo-tuberculose*, p. 26.

luxations on le comprend n'obéissent à aucune loi : la déformation dépendant et du siège et de l'étendue du foyer tuberculeux.

Bonnet admet quatre variétés de déplacements consécutifs aux tumeurs fongueuses du genou :

1° *Saillie du genou en dedans sans luxation.*

2° *Luxation du tibia en avant.*

3° *Luxation du tibia en arrière.*

4° *Luxation du tibia en arrière et en dehors avec rotation du tibia dans ce dernier sens.*

Cette classification ne nous satisfait pas pleinement. Et tout d'abord nous supprimons la luxation du tibia en avant qui n'a jamais été observée par personne. Cline, cité par Atley Cooper, aurait vu un malade atteint de tumeur blanche chez lequel « la jambe était placée en avant à angle droit avec la cuisse, ce qui lui donnait un aspect très bizarre. La rotule était ankylosée avec le fémur, et le tibia était également soudé à la partie antérieure des condyles de cet os ». Il est probable que ce malade n'avait point de tumeur blanche, mais une incurvation diaphyso-épiphysaire du tibia, incurvation formant un angle ouvert en avant et analogue à celle qu'ont décrit récemment MM. Kirmisson et Jalaguier, et qu'ils ont attribuée à une perturbation dans le fonctionnement du cartilage de conjugaison.

De plus la luxation du tibia en arrière comprend deux variétés fort différentes, que Bonnet a le tort d'englober sous le même titre : l'une avec la jambe en flexion est bien une luxation spontanée ; mais l'autre avec la jambe en extension est toute spéciale, consécutive à une manœuvre inopportune de redressement : c'est une luxation traumamatique sur un genou malade, qui doit être décrite à part. Nous adoptons la classification suivante :

1. **Genu valgum** (*variété exceptionnelle*) saillie du genou en dedans de Bonnet.

2. **Genou angulaire simple** (*variété peu fréquente*). Luxation en arrière, jambe fléchie de Bonnet.

3. **Genou angulaire complexe** (*variété très fréquente*) ou luxation du tibia en arrière et en dehors avec incurvation diaphyso-épiphysaire de cet os.

4. **Luxation du tibia** dans le creux poplité la jambe étant étendue, ou luxation en levier.

§ 1. — GENU VALGUM

C'est une déformation rare dans l'ostéo-arthrite tuberculeuse du genou. Bonnet dit l'avoir observée trois fois. Nous l'avons rencontrée chez un seul de nos malades (obs. XII) : les lésions étaient tellement étendues qu'il fallut faire l'amputation de cuisse, ce qui nous permit d'étudier la pièce et de reconnaître la cause du genu valgum.

Le degré d'inflexion est variable : nous avons trouvé un angle ouvert en dehors de 150°, mais il peut se rapprocher davantage de l'angle droit et avoir 130° ou même 120°. A la face interne du genou on trouve une saillie constituée surtout par le condyle fémoral interne. Quant on examine de face (fig. 11) le squelette du genou, on voit que l'interligne articulaire au lieu d'être horizontal est oblique en bas et en dehors, ce qui tient à une usure soit de la tubérosité externe du tibia, soit du condyle externe du fémur, soit des deux à la fois.

Quelle est la cause de cette usure ? Bonnet affirme qu'elle est due à une compression consécutive elle-même à un renversement du genou en dedans, le malade étant couché. Dans cette position le membre repose sur le bord interne du pied, et la partie inférieure de la jambe portée en dehors tend à faire avec le fémur un angle saillant en dedans, rentrant en dehors. Il se produit une distension du ligament latéral interne ; le fémur et le tibia s'usent en dehors là où ils appuient violemment l'un sur l'autre.

La théorie de Bonnet nous semble peu vraisemblable : beaucoup de malades en effet se couchant sur le côté sain reposent sur le bord interne du pied du côté malade ; la compression externe du genou est fréquente.

Pourquoi le genu valgum est-il donc exceptionnel ? C'est qu'il est dû à une cause toute différente.

Si nous examinons le plateau tibial de notre malade (fig. 12), nous voyons que sa glénoïde externe n'existe pour ainsi dire plus, elle a été détruite par deux cavernes tuberculeuses situées l'une à côté de

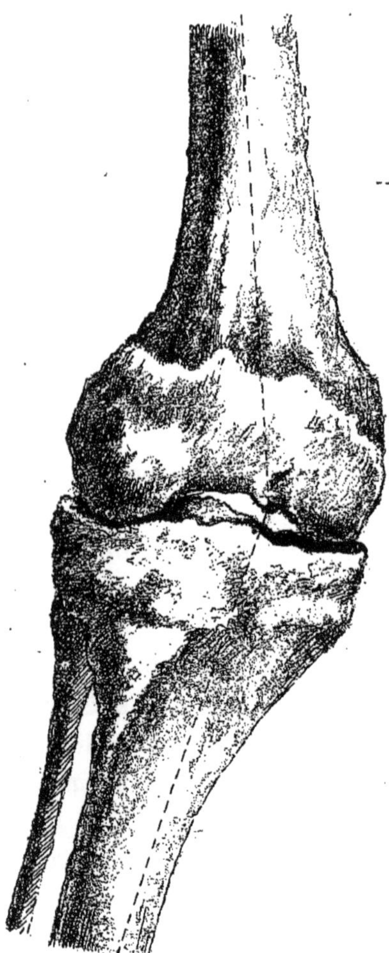

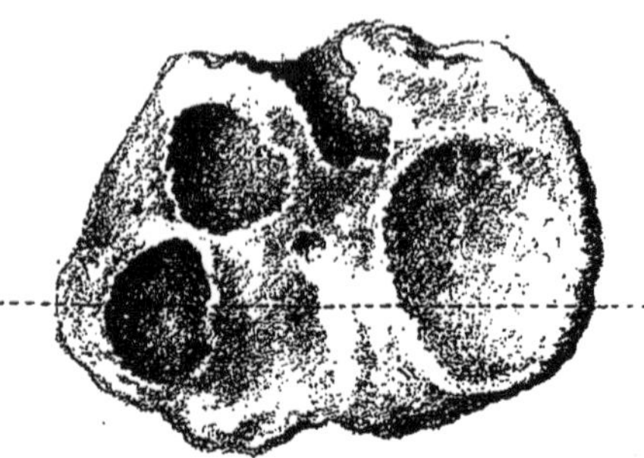

FIG. 12. — Surface articulaire du tibia de la
figure précédente, montrant en dehors l'ouverture de deux cavernes dans l'articulation.
L'une est antérieure, l'autre postérieure.

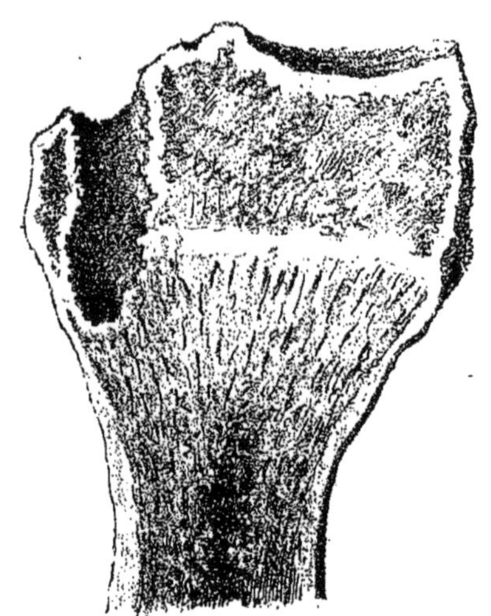

FIG. 11. — Genu valgum dû à une
destruction étendue de la glénoïde
externe du tibia. L'interligne est
oblique en bas et en dehors, l'axe
du fémur forme avec celui du tibia
un angle de 150°. (Fille de 14 ans.)

FIG. 13. — Coupe transversale du tibia
passant par la caverne antérieure. Cette
caverne traverse l'épiphyse et le cartilage
de conjugaison pour se terminer dans la
diaphyse.

l'autre. Une coupe transversale passant par l'une d'elles (fig. 13) montre qu'elle s'enfonce dans l'épaisseur de l'os, ulcérant l'épiphyse et le cartilage de conjugaison pour se terminer dans la diaphyse. La cavité glénoïde a été remplacée par une cavité anfractueuse et irrégulière, dans laquelle est venu se loger le condyle externe du fémur ulcéré lui-même et amoindri par une tuberculose d'inoculation. Lésions très étendues de la glénoïde tibiale qui s'est effondrée devant la pression du condyle fémoral, telle est la cause de notre genu valgum, et nous croyons qu'il en est de même dans tous les cas. Le foyer tuberculeux peut siéger aussi bien sur le condyle externe du fémur que sur le tibia.

Une fois produite, cette déformation est irréparable. Fait-on cesser en effet le déplacement en redressant le membre, il se fait dans la moitié externe de l'interligne un vide cunéiforme à base périphérique. pouvant atteindre 2, 3 et jusqu'à 4 centimètres. Ce vide ne se comblera pas par régénération osseuse; et, dès que l'extension aura cessé d'agir, la difformité se reproduira de nouveau.

Il faudra donc employer un autre mode de traitement pour redresser le membre. S'il y a ankylose on pourra faire une ostéotomie fémorale comme dans le genu valgum. S'il n'y a pas ankylose il sera préférable de chercher à l'obtenir par une résection orthopédique, en ayant soin d'enlever sur les surfaces articulaires un coin à base interne égal à la perte de substance produite en dehors.

§ 2. — GENOU ANGULAIRE SIMPLE

La flexion du tibia sur le fémur est presque constante dans l'arthrite tuberculeuse du genou non immobilisée : c'est cette déformation que nous appelons genou angulaire simple, quand elle existe sans subluxation et sans rotation de la jambe en dehors. Bien que le genou angulaire *pur* ne soit pas très fréquent, nous croyons qu'il mérite une étude approfondie ; car nous retrouverons ses lésions essentielles chez les nombreux malades où il est combiné à une subluxation de la jambe en dehors, et à une rotation dans le même sens.

Le degré de flexion s'apprécie nettement quand on examine le membre par sa face externe : il est d'ailleurs fort variable. Dans les cas légers l'angle mesure 140° à 130° ; chez l'un de nos malades il atteignait 90°, chez un autre 66°. Dans les cas extrêmes l'angle est très aigu : la flexion est complète, et la jambe vient se mettre au contact de la cuisse.

Le genou vu de face présente une saillie arrondie, volumineuse, formée par l'extrémité inférieure du fémur : au palper on reconnaît facilement la face antéro-inférieure des condyles et la gouttière sus-trochléenne qui les sépare. La rotule est abaissée et repose sur leur face inférieure : elle se laisse bien délimiter ; mais il n'en est pas de même du plateau tibial qui, déjeté en arrière, échappe à toute exploration.

Examine-t-on le creux poplité, on trouve ses parois beaucoup mieux dessinées qu'à l'état normal, ce qui tient à la contracture des muscles dont les tendons se montrent sous forme de cordes rigides et tendues. Immobilisé dans cette position, le genou peut être tout à fait ankylosé, ou doué de légers mouvements : il est rare qu'on puisse le redresser complètement.

Pour se rendre un compte exact des lésions, il est nécessaire d'examiner le squelette dépouillé des parties molles qui l'entourent (fig. 14). Le plateau tibial est en contact avec la face postérieure des condyles fémoraux comme dans la flexion normale du genou.

L'ulcération compressive a amené de grandes modifications dans les extrémités articulaires, aussi est-il nécessaire d'examiner chacune d'elles en particulier.

Fémur. — Son extrémité inférieure est aplatie dans le sens antéro-

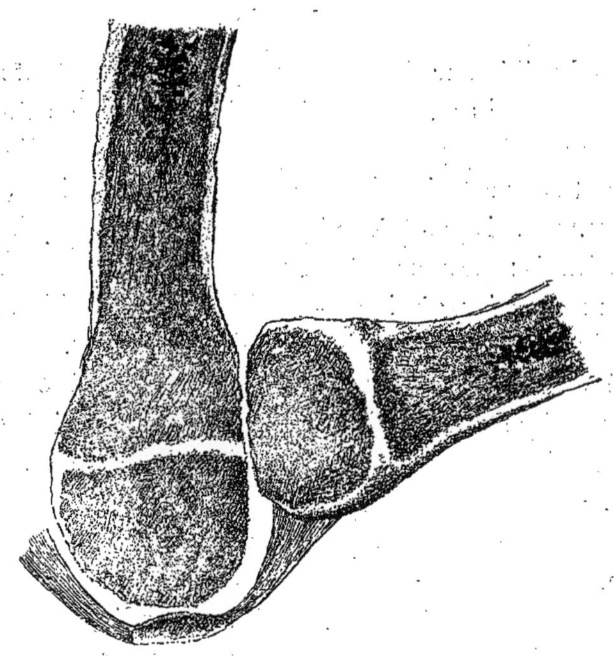

Fig. 14. — Coupe antéro-postérieure d'un genou angulaire (gauche) passant un peu en dehors de la ligne médiane, en plein condyle externe. Elle montre la situation respective de trois os du genou. La rotule est à la pointe du condyle. Le tibia occupe à la face postérieure du fémur une sorte de cavité glénoïde formée en partie par la diaphyse du fémur, en partie par son épiphyse. On remarque en outre l'aplatissement considérable du condyle externe. (Enfant de 7 ans. Angle de flexion 66°.)

postérieur, elle est taillée en bec de flûte, ce qui tient à la disparition, à l'usure du tiers postérieur des condyles. Il en résulte un effacement à peu près complet de l'échancrure intercondylienne.

En bas et en avant les lésions sont beaucoup moins marquées : elles consistent en une érosion superficielle de l'os avec disparition du cartilage d'encroûtement.

Cet *aplatissement des condyles* se montre dans toute son évidence sur la figure (16), qui représente une coupe antéro-postérieure passant par le milieu du condyle interne d'un enfant de 5 ans dont le genou

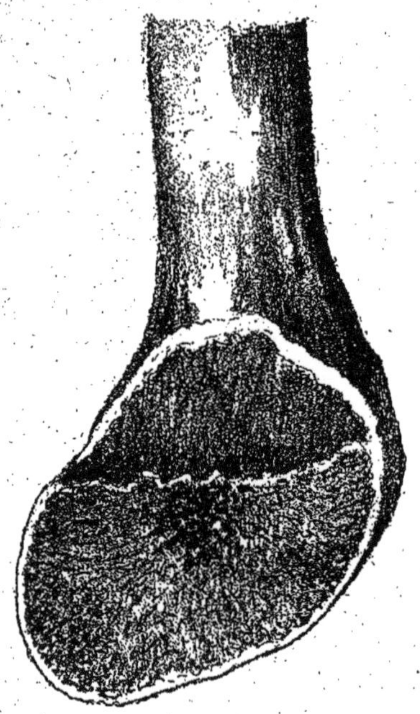

FIG. 15. — Coupe antéro-postérieure d'un condyle fémoral normal. (Enfant de 4 ans.)

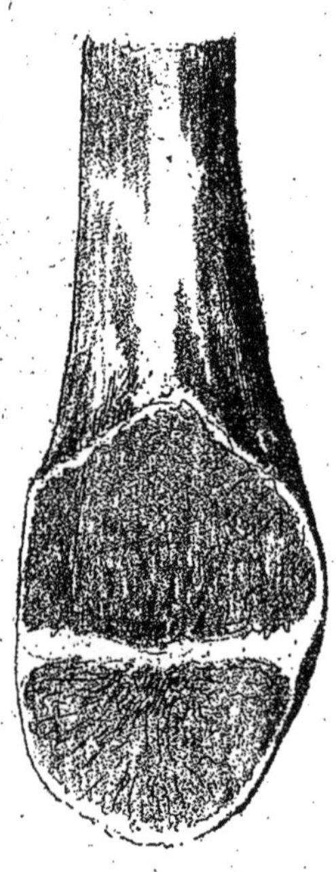

FIG. 16. — Condyle du genou angulaire d'un enfant de 4 ans. En comparant cette figure à la précédente on voit que l'aplatissement du fémur est dû à la disparition du tiers postérieur des condyles.

était fléchi depuis longtemps. La figure (15) est celle du condyle normal d'un enfant de même âge : leur comparaison donne mieux que toute description une idée exacte de la déformation.

Cet aplatissement n'existe pas seul, il se complique d'un *allongement des condyles* dans le sens du grand axe de l'os. Signalé par G o s s e l i n (1) dans ses cliniques sous le nom d'ostéite hypertrophiante du fémur, cet allongement a été étudié par R e h y e r, R u g g i et surtout V o l k m a n n. « L'extrémité inférieure du fémur, délivrée de la « pression du plateau tibial et du poids du corps dans la marche, s'ac-« croît à ce point que sur une coupe le condyle fémoral revêt la forme

(1) GOSSELIN. *Cliniques de la Charité*, t. II, p. 168.

G.

« d'une demi-ellipse très allongée. Cette élongation des condyles
« fémoraux peut être extrêmement considérable, et on peut alors d'au-
« tant plus facilement croire à une simple luxation du tibia en arrière
« que les condyles font plus de saillie en avant » (1).

Sans nier d'une façon absolue cet allongement, nous le croyons
toutefois plus *apparent* que *réel*; du moment qu'ils sont moins épais,
les condyles semblent plus longs.

Notre figure (14) représentant le genou d'une fillette de 7 ans et demi
est comparable à celle qu'a donné Volkmann dans son mémoire,
l'épiphyse fémorale semble bien allongée et pourtant à la mensuration nous n'avons trouvé que 18 millimètres, ce qui est à peu près la
hauteur normale. Ce qui contribue encore à donner l'illusion d'un
allongement c'est l'ascension dans le creux poplité du plateau tibial,
qui est venu se mettre en contact avec la face postérieure du corps
du fémur. L'extrémité inférieure du fémur vue par derrière est considérablement déformée : l'ulcération compressive a mis sur le même
plan les condyles, l'échancrure intercondylienne et le triangle poplité
situé entre les deux branches de bifurcation de la ligne âpre. A leur
place se trouve une cavité à peu près circulaire, légèrement concave
dans le sens vertical et dans le sens transversal ; c'est en quelque sorte
une *glénoïde rétro-condylienne* large mais peu profonde. Le fond de
cette glénoïde est constitué dans sa moitié supérieure par le corps du
fémur, dans sa moitié inférieure par l'épiphyse ; entre les deux se montre avec sa coloration blanc bleuâtre le bord postérieur concave du
cartilage conjugal. Une membrane fongueuse dont les bourgeons
pénètrent dans les aréoles du tissu osseux, tapisse la glénoïde dans
toute son étendue, et l'isole du plateau tibial.

Le *tibia* présente des altérations moins profondes, mais aussi cons-
tantes et aussi caractéristiques. Les fibro-cartilages semi-lunaires et le
cartilage d'encroûtement ont totalement disparu, la saillie de l'épine
s'est affaissée, et le plateau convexe dans tous les sens a pris la forme
d'une *tête* (fig. 18) qu'on ne saurait mieux comparer qu'à celle de
l'humérus, elle s'en distingue pourtant en ce qu'elle représente à peine
le quart ou le cinquième d'une sphère. La différence de hauteur entre
la partie centrale et la périphérie de cette tête est d'un centimètre à un

(1) VOLKMANN. *Berl. klin. Wochenschr.*, 1874, p. 629.

centimètre et demi. Dans son ensemble elle se dirige obliquement en bas et en arrière : cette disposition favorise le glissement du tibia derrière le fémur. Cette tête est constituée par le tissu spongieux de l'épiphyse dont les aréoles sont plus ou moins remplies de fongosités.

Si nous considérons les figures (17 et 18) dont l'une représente la

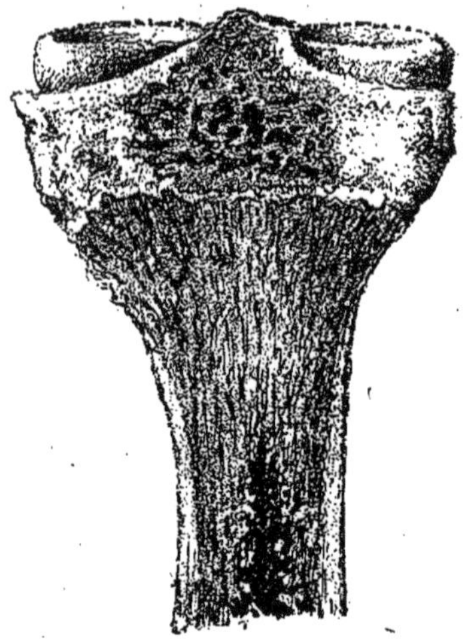

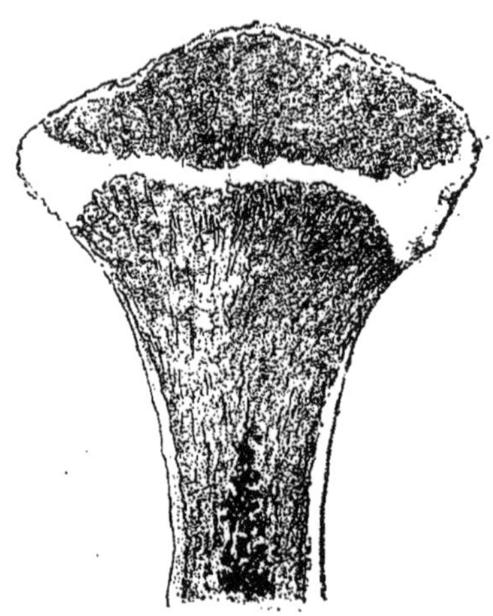

FIG. 17. — Coupe transversale de l'extrémité supérieure d'un tibia normal. (Enfant de 4 ans.)

FIG. 18. — Tibia d'un genou angulaire. Enfant de 4 ans. En comparant les deux figures on voit que les lésions consistent dans la disparition des cartilages semilunaires et d'encroûtement et en une légère usure de l'épiphyse tibiale qui prend la forme d'une tête.

coupe vertico-transversale d'un tibia normal passant par l'épine, l'autre celle du tibia d'un genou angulaire, nous voyons qu'à part la disparition des cartilages, les lésions de l'os ne sont pas très étendues. Pour former la *tête tibiale* il a suffi à l'ulcération compressive d'user l'épine et la circonférence des cavités glénoïdes. Cette tête s'adapte exactement à la cavité de réception creusée derrière le fémur.

La *rotule* a changé de situation, elle est venue se placer au-dessous des condyles. Il est rare qu'elle soit au milieu de la jointure, le plus souvent elle est déviée en dehors empiétant sur le condyle externe, disposition que s verronous plus accentuée encore dansle genou angulaire combiné à la subluxation en dehors. Dans le jeune âge la rotule, en grande partie cartilagineuse, ne renferme qu'un petit noyau de tissu osseux, aussi l'ulcération compressive l'a vite détruit et elle se trouve alors réduite à son cartilage.

Si maintenant que nous connaissons les lésions de chaque os en particulier, nous en faisons la synthèse, nous voyons que la jambe s'est d'abord fléchie sur la cuisse, puis le tibia a été fortement appliqué sur la face postérieure des condyles fémoraux par une cause que nous aurons à déterminer ultérieurement. La compression a amené la destruction des cartilages, puis l'usure et la déformation des os que l'on peut bien étudier sur la figure (14) qui représente la coupe d'un genou angulaire passant un peu en dehors de la ligne médiane en plein condyle externe.

Il s'est formé une articulation nouvelle semblable à une énarthrose.

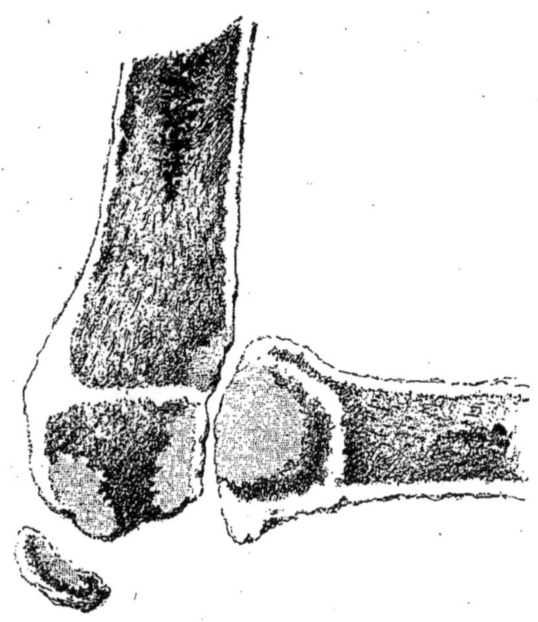

Fig. 19. — Coupe antéro-postérieure d'un genou fléchi à angle droit. Pièce fraîche. La glénoïde rétro-condylienne et la tête tibiale sont très nettes, les parties représentées en pointillé clair sont des foyers d'ostéite tuberculeuse. (Enfant de 4 ans 1/2.)

La cavité glénoïde est creusée dans le fémur, la tête constituée par le tibia : elles se correspondent exactement, ce qui se comprend d'ailleurs vu le mécanisme de leur production. Les ligaments sont ceux de l'articulation du genou : les latéraux ont eu à subir peu de modifications, le postérieur s'est rétracté ; quant au ligament rotulien et à la rotule ils se sont abaissés, entraînés par le tibia dans sa flexion. Ce type de néarthrose est constant, et on le trouve toutes les fois que, dans une tumeur blanche du genou, la jambe est restée longtemps fléchie sur la cuisse. On ne saurait mieux la comparer qu'à la luxation iliaque de la coxalgie, dans laquelle on voit la tête fémorale diminuée de volume, être reçue dans une cavité nouvelle creusée sur le rebord cotyloïdien postéro-supérieur.

Les surfaces articulaires comprimées ne sont pas d'ordinaire saines, elles sont atteintes d'une ostéite tuberculeuse diffuse qui, partie de la superficie, s'étend plus ou moins profondément dans l'intérieur de l'os. Sur la fig. 19, cette ostéite est représentée en pointillé. Il est facile de voir qu'elle est exactement limitée aux points sur lesquels portait la pression ; il y a deux foyers sur le fémur, l'un postérieur moitié épiphysaire moitié diaphysaire, correspondant à un foyer de même étendue qui occupe la presque totalité de l'épiphyse tibiale ; l'autre antéro-inférieur plus petit en contact avec la rotule. Il est probable que primitivement un seul os a été envahi, et qu'il a inoculé secondairement les deux autres.

§ 3. — GENOU ANGULAIRE COMPLEXE

Cette déformation est celle qui s'observe le plus fréquemment ; toutes les autres ne sont qu'exceptionnelles. C'est la terminaison à peu près inévitable de toute tumeur blanche du genou abandonnée à elle-même. Bonnet en voit la raison dans ce fait que la demi-flexion

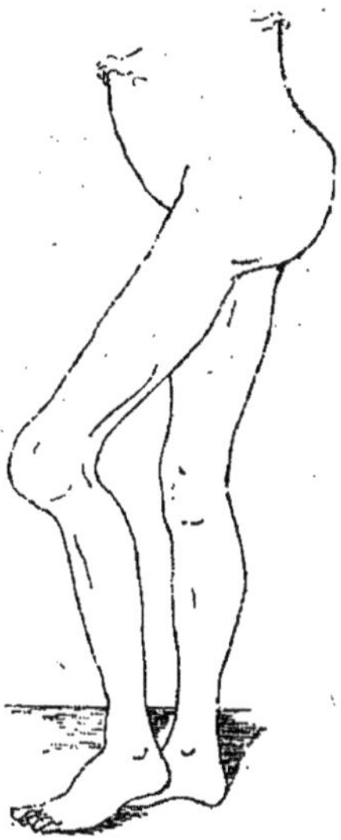

FIG. 20. — Genou angulaire avec subluxation en dehors vu de profil et montrant l'incurvation du tibia au niveau de son cartilage de conjugaison. (Enfant de 7 ans.)

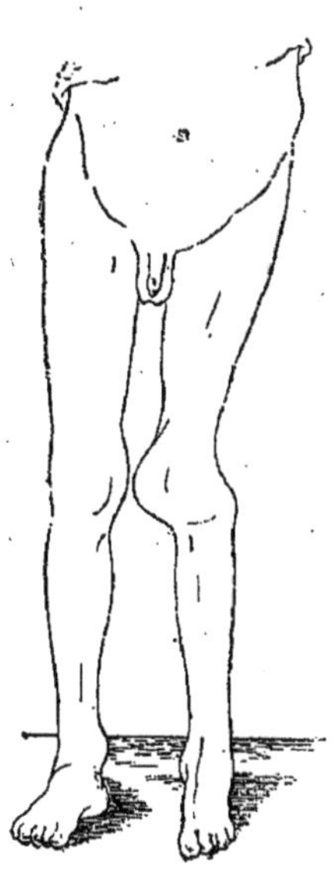

FIG. 21. — Le même vu de face avec la saillie du condyle interne en dedans, celle de la tête du péroné en dehors et l'incurvation diaphyso-épiphysaire du tibia.

du genou avec rotation de la jambe en dehors est la situation dans laquelle la cavité articulaire acquiert son maximum de capacité, et les ligaments leur maximum de relâchement.

Le membre vu de profil (fig. 20 et 24) diffère peu du genou angulaire simple ; cependant on constate au sommet de l'angle de flexion une saillie soulevant le tégument et constituée par la tête du péroné déjetée en dehors. De plus, on remarque déjà que l'extrémité supérieure du tibia décrit une courbe à concavité antéro-interne. La flexion d'ordinaire légère oscille entre 120° et 140°, il est rare qu'elle atteigne l'angle droit.

Vu de face (fig. 21) le genou montre d'une façon beaucoup plus nette sa déformation. L'extrémité inférieure du fémur est déjetée en dedans, au point de venir se mettre en contact avec le genou du côté sain. Le condyle fémoral interne fait une forte saillie : au-dessous de lui se trouve une dépression, une véritable encoche due à l'absence de la tubérosité interne du tibia qui, repoussée en dehors et en arrière, est venu se mettre au contact de l'échancrure intercondylienne. Cette encoche se traduit sous forme d'une courbure regardant en bas et en dedans : son point culminant correspond à peu près au niveau du cartilage de conjugaison. A l'opposé, sur la face externe du membre, se trouve la saillie déjà connue de la tête du péroné.

La jambe se dirige en bas et légèrement en dehors. « Le tibia a « éprouvé un mouvement de rotation en dehors et la pointe du pied « regarde dans ce dernier sens. Le talon est un peu tourné en dedans, « la face interne du tibia devient plus ou moins antérieure et sa crête « externe » (1).

Nous croyons que Bonnet a beaucoup exagéré cette rotation qui, quand elle existe, est très légère.

De même que pour le genou angulaire simple nous allons étudier d'abord chaque os en particulier, nous verrons ensuite comment ils se juxtaposent pour constituer le genou angulaire complexe.

Le *fémur* est usé en bec de flûte, surtout dans sa partie externe : en effet tandis que le condyle interne est souvent normal ou même atteint d'ostéite hypertrophiante, l'externe est fortement usé en arrière : c'est en somme un genou angulaire avec une prédominance très marquée des lésions en dehors. La face postérieure du fémur est creusée (obs. XIX) d'une vaste cavité ulcéreuse située derrière le condyle externe et l'échancrure intercondylienne : elle regarde en arrière, en bas et en dehors.

Le plateau du *tibia* est dépouillé de son cartilage permanent et de ses fibro-cartilages, il revêt la forme d'une tête qui s'adapte à la cavité rétro-fémorale, mais regarde en sens inverse, c'est-à-dire en

(1) BONNET. *Loc. cit.*, p. 328.

avant, en haut et en dedans. Contrairement à ce qui a lieu pour le fémur, la tubérosité interne est plus malade que l'externe.

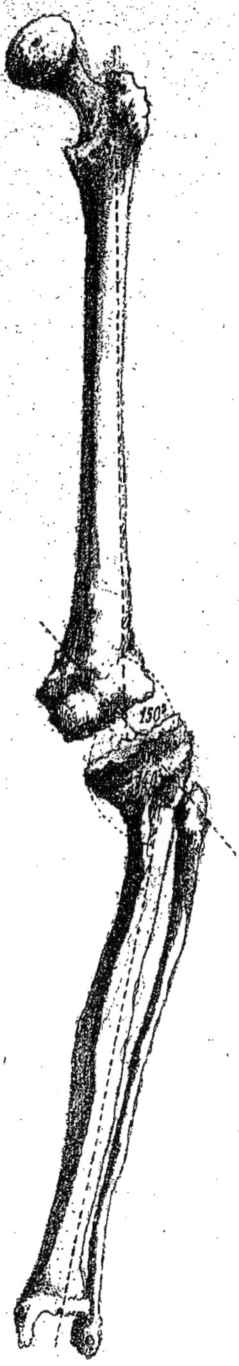

La *rotule*, diminuée de volume, ulcérée, repose sur le condyle externe qui présente une ulcération de même forme et de même étendue. Le ligament rotulien et le tendon du triceps entraînés avec elle, ont subi un certain degré de subluxation externe. Dans les cas extrêmes la rotule peut regarder directement en dehors, et être appliquée sur la face externe du condyle. Une telle situation est, on le comprend, défavorable à la contraction du triceps.

Il n'est point rare de voir la rotule perdre sa mobilité par des adhérences fibreuses périphériques, ou même osseuses. Foucher (1) l'a vue, dit-il, fixée au fémur par un large pont osseux, sa pointe était soudée au tibia par un pont ostéo-cartilagineux.

Si maintenant nous considérons dans son ensemble le squelette du membre inférieur atteint de genou angulaire complexe (fig. 22), nous voyons tout d'abord que l'interligne articulaire, au lieu d'être sensiblement horizontal comme à l'état normal, est très oblique en bas et en dedans, ce qui tient à l'usure des surfaces articulaires externes.

Le tracé en pointillé passant à peu près par le milieu des os montre qu'il y a en réalité trois axes au membre (obs. XVII et XVIII). Le premier, légèrement oblique en bas et en dedans,

(1) Foucher. *Bull. de la Soc. anat.*, 1855, p. 473.

Fig. 22. — Squelette d'un genou angulaire avec subluxation de la jambe en dehors, sur lequel on peut voir les trois axes du membre inférieur qui présente au niveau de l'articulation une courbe à concavité interne, une sorte de genu varum. (Observation XVII. Enfant de 12 ans.)

est représenté par le fémur qui a conservé sa direction. Le deuxième oblique en bas et en dehors, est très court, sa hauteur mesure au plus 15 à 18 millim., il correspond à l'épiphyse du tibia, et forme avec le premier un angle dont l'ouverture regarde en dehors (sur notre figure, cet angle mesure 150°). Si la diaphyse continuait la direction de l'épiphyse, la jambe se dirigerait très obliquement en dehors et formerait un genu valgum très prononcé. Or, il n'en est rien, et la déformation ressemble plutôt à un genu varum. Pourquoi? Cela tient à ce que le troisième axe, représenté par le corps du tibia, se dirige en bas et en dedans, formant avec le deuxième un angle qui regarde en dedans (140° sur la figure).

Si le premier angle est dû à l'usure osseuse et à la subluxation de l'épiphyse du tibia sur le fémur, il est facile de voir que le second est produit par une flexion du tibia au niveau de son cartilage épiphysaire. Cette flexion, qui à première vue pourrait en imposer pour un déplacement de l'os, a été signalée par Sonnenburg (1); nous pouvons affirmer qu'elle est constante. Elle se produit même quand la jambe a été maintenue pendant toute la durée du traitement dans la rectitude. On la trouve aussi parfois dans le genou angulaire simple, mais alors l'angle de flexion regarde directement en avant.

Elle n'est pas spéciale à l'enfant, dit Sonnenburg, on l'observe aussi chez l'adulte après ossification complète des cartilages de conjugaison ; dans ces cas elle a été précédée d'une ostéite raréfiante de l'extrémité supérieure du tibia.

PATHOGÉNIE DU GENOU ANGULAIRE

Maintenant que nous connaissons les genoux angulaires simples et complexes, nous devons essayer si possible d'en déterminer la cause, et pour cela répondre à la triple question suivante :

Pourquoi la jambe se fléchit-elle sur la cuisse ? Pourquoi cette flexion est-elle d'ordinaire accompagnée d'une subluxation en dehors ? Pourquoi enfin le tibia se coude-t-il au niveau de son cartilage épiphysaire ?

a) Pourquoi la jambe se fléchit-elle sur la cuisse ? C'est, dit

(1) Sonnenburg. Die spont. lux. der Kniegelenks. *Deutsch. Zeit. f. Chir.*, 1876.

Bonnet, parce qu'il y a du liquide dans l'articulation. Si en effet on pratique une injection forcée dans le genou, on le voit se fléchir de 130° à 140°, car c'est dans cette position que l'articulation atteint sa plus grande capacité. Cette opinion n'est guère soutenable, car fort souvent il n'y a pas de liquide mais simplement des fongosités, et le genou ne s'en met pas moins en flexion.

Gerdy a incriminé la rétraction du ligament postérieur. Elle existe assez souvent, et même dans un cas observé par nous (obs. XXV) elle était le seul obstacle à la réduction. L'interprétation de Gerdy n'en reste pas moins fausse ; la rétraction est tardive, elle ne s'observe que sur les genoux immobilisés en flexion depuis longtemps : elle est l'effet et non la cause de cette flexion.

Il est plus logique d'attribuer la flexion à la contracture musculaire : cette opinion, formulée par Velpeau, admise par Richet et Sonnenburg, est aussi celle que soutient M. Lannelongue.

Quelle est la cause de cette contracture ?

On a dit que c'était pour éviter la douleur que le malade immobilisait sa jointure dans une attitude fixe ; mais rien ne prouve que la douleur soit le phénomène initial et constant de la maladie. « Il « est plus probable que cette contracture, qu'on appelle instinctive, « est d'ordre réflexe, et consécutive à l'irritation provoquée par les « altérations osseuses lorsqu'elles atteignent les dernières ramifica- « tions nerveuses » (1). Pourquoi frappe-t-elle toujours les fléchisseurs du genou ?

Chaboux (2) avait trouvé une raison fort ingénieuse, mais qui malheureusement ne saurait s'appliquer à tous les cas. Les extenseurs, dit-il, s'insèrent à la rotule qui ne tarde pas à contracter de solides adhérences avec le condyle externe. C'est sur ce condyle fémoral que le triceps épuisera son effort. Les fléchisseurs au contraire s'insérant au tibia, viendront facilement à bout de la résistance du ligament rotulien, attireront le tibia en arrière et la luxation sera produite.

On peut objecter à cela que l'ankylose fémoro-rotulienne est tardive dans la tumeur blanche du genou, et que, venant bien après la contracture, elle ne saurait la localiser dans certains groupes musculaires.

(1) Lannelongue. *Coxo-tuberculose*, p. 74.
(2) Chaboux. *De la rupture de l'ankylose du genou*. Th. Paris, 1879.

Si le genou se fléchit c'est parce que les fléchisseurs ont une puissance plus grande que celle du triceps, qui d'ailleurs s'atrophie de bonne heure là comme dans toute arthrite du genou (Le Fort, Valtat). La contracture, d'abord légère et intermittente, devient permanente pour aboutir à la rétraction, pendant que les surfaces articulaires fortément comprimées l'une contre l'autre s'usent et se déforment.

b) *Pourquoi y a-t-il une subluxation du tibia en dehors ?* Bonnet, après avoir montré que cette subluxation n'est possible qu'avec un certain degré de flexion, l'attribue aux positions vicieuses que prennent les malades dans leur lit : « ils se couchent sur le côté
« affecté et font reposer le poids du membre sur le bord externe du
« pied et sur l'extrémité inférieure de la jambe : or si dans cette posi-
« tion le genou est demi-fléchi, comme cela arrive d'ordinaire, le tibia
« tend à faire avec le fémur un angle ouvert en dedans, ce qui entraîne
« nécessairement une distension du ligament latéral externe. L'ex-
« trémité inférieure du tibia est portée en dedans et en avant, tandis
« que sa partie supérieure est entraînée en dehors et en arrière. C'est
« alors que s'accomplit le double déplacement par lequel les condyles
« du tibia glissent plus ou moins en dehors et en arrière des condyles
« du fémur, pendant que la jambe de son côté éprouve un mouvement
« de rotation en vertu duquel la pointe du pied se tourne en dehors et
« le talon en dedans. Le fait que je signale est incontestable, à savoir
« que le déplacement le plus commun que je viens de décrire s'ob-
« serve constamment chez les malades qui se sont habituellement
« maintenus dans la position dont j'ai cherché à expliquer les
« effets ».

Bien que l'opinion de Bonnet soit adoptée par Sonnenburg, nous ne la croyons pas vraie : pour nous une cause unique, la contracture musculaire, préside et à la flexion et à la subluxation en dehors. Cette idée n'est d'ailleurs pas neuve : elle a été soutenue par les frères Weber, Malgaigne, Palasciano, Eymery (1), etc..... C'est le *biceps* l'agent de la subluxation : inséré d'une part à la ligne âpre du fémur et à la tubérosité de l'ischion, de l'autre à la tête du péroné d'ordinaire indemne de tuberculose, il conserve toute sa puissance

(1) EYMERY. *Du traitement de la tumeur blanche du genou chez les enfants.* Th. de Paris, 1876.

d'action et elle est énorme, comme l'a dans ses recherches électro-physiologiques montré Duchenne de Boulogne (1), qui va même jusqu'à lui attribuer la production du genu valgum.

c) *Pourquoi le tibia s'infléchit-il au niveau de son cartilage épiphysaire ?* Sonnenburg croit à une action purement mécanique : l'extrémité supérieure du tibia étant solidement fixée par la contracture musculaire et la rétraction des parties fibreuses périarticulaires, et le membre reposant sur le bord externe du pied, il se produit une flexion au point où l'os présente le moins de solidité, c'est-à-dire au niveau de la ligne épiphysaire.

A cette théorie *mécanique*, MM. Humphry (2), Kirmisson (3), Jalaguier (4), opposent avec raison une théorie *vitale* qu'ils appuient d'ailleurs sur des observations nettes et précises. Et tout d'abord disons que ce n'est pas seulement dans l'arthrite tuberculeuse qu'on observe cette inflexion, mais aussi dans les arthropathies syphilitiques, et en général dans toutes les gonarthrites tant aiguës que chroniques.

Comment l'inflammmation du genou peut-elle couder le tibia au niveau de son cartilage de conjugaison ? Pour répondre à cette question nous transcrirons les conclusions du mémoire de notre maître M. Jalaguier que nous adoptons pleinement, son malade présentant une déformation semblable aux nôtres, avec cette différence que la courbure regardait en avant au lieu de regarder en dedans.

Par un mécanisme qui nous échappe, la tumeur blanche a amené une perturbation dans le fonctionnement du cartilage de conjugaison. On sait que le cartilage épiphysaire supérieur du tibia est celui qui fournit le plus à l'accroissement en longueur. Il est situé à 1 centim. 1/2 au-dessous du plateau et ne se soude à la diaphyse que de 16 à 18 ans. C'est à sa face diaphysaire que s'élabore le processus ostéogénique dont le résultat est l'allongement de l'os. Or, sur le malade qui a servi de modèle pour la figure (22), la portion du tibia située au-dessus du plan perpendiculaire à la diaphyse passant par le sommet de l'angle de flexion est beaucoup plus longue en dehors qu'en dedans ; n'a-t-on pas le droit d'en conclure que le travail d'ossi-

(1) DUCHENNE (de Boulogne). *Physiologie des mouvements*, p. 371 à 406, passim.
(2) HUMPHRY. *Brit med. Journ.*, 1889, p. 188.
(3) KIRMISSON. *Rev. d'orthop.*, 1890, p. 137.
(4) JALAGUIER. *Rev. d'orthop.*, 1890, p. 357.

fication n'a pas marché d'un pas égal en dehors. De cette inégalité de développement de la face externe et de la face interne du tibia en est résultée une incurvation dans le sens de la partie la plus courte, c'est-à-dire en dedans.

Si nous jetons maintenant un coup d'œil sur la figure (14), nous comprendrons très bien qu'il est difficile de redresser une jambe fléchie depuis longtemps, qu'il s'agisse d'ailleurs d'un genou angulaire simple ou combiné à la rotation en dehors.

Toutes sortes d'obstacles s'opposent à ce que le tibia vienne reprendre sa place au-dessous des condyles fémoraux : c'est la fusion plus ou moins complète des surfaces osseuses en contact, c'est la rétraction du ligament postérieur, c'est, et surtout peut-être, la soudure de la rotule au fémur qui est venu supprimer la moitié antérieure de la cavité articulaire.

Les tentatives de redressement, surtout si elles sont faites d'une façon brusque, ont souvent pour conséquence la luxation du tibia dans le creux poplité. Le bord antérieur du plateau tibial venant s'arc-bouter sur la face postérieure des condyles, ou même sur la rotule, est peu à peu déjeté en arrière et glisse derrière le fémur. Il se produit *une luxation en levier*.

§ 4. — LUXATION DU TIBIA DANS LE CREUX POPLITÉ
(LA JAMBE ÉTANT EN EXTENSION)

Cette luxation est, comme nous venons de le voir, consécutive au redressement brusque d'un genou angulaire (obs. XX). Elle s'accompagne d'un raccourcissement du membre plus ou moins prononcé, suivant que le tibia a chevauché plus ou moins haut derrière l'extrémité inférieure du fémur. L'aspect du genou est caractéristique : il fait une forte saillie en avant, et immédiatement au-dessous de lui est la jambe en retrait (fig. 23).

On reconnaît dans cette saillie l'extrémité inférieure du fémur :

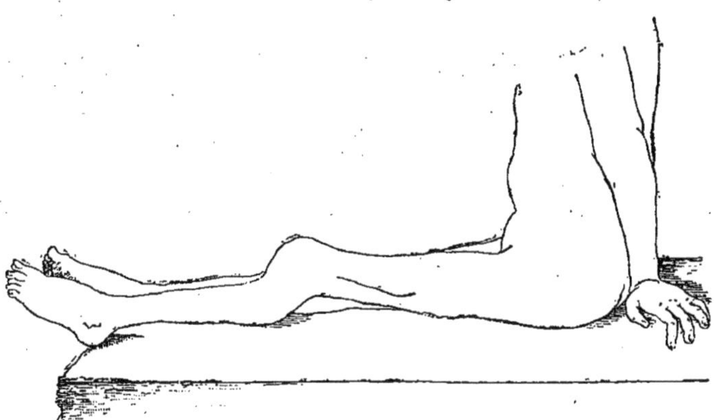

FIG. 23 — Luxation du tibia dans le creux poplité. Le membre inférieur a en quelque sorte deux axes, l'un antérieur représenté par le fémur, l'autre postérieur repré senté par le tibia. (Enfant de 7 ans.)

latéralement les condyles arrondis, au milieu l'échancrure inter-condylienne parfois appréciable, le plus souvent masquée par la rotule qu'immobilisent des adhérences ; au-dessous de la rotule la crête du tibia.

Si l'on porte la main en arrière dans le creux poplité, on y sent une tumeur formée par le plateau tibial. Au-dessus d'elle est une dépression. Cette tumeur est rendue plus évidente si l'on imprime au genou de petits mouvements alternatifs de flexion et d'extension : on la voit se mouvoir sous les téguments qu'elle soulève pendant l'extension.

Vu de profil le membre présente une inflexion de la jambe sur la cuisse : mais ce qui frappe c'est la *direction des axes du fémur et du tibia*. Celui du tibia est situé en arrière de l'autre ; et si par la pensée on le prolonge, on voit qu'il rencontre le corps du fémur à sa partie moyenne ou même au-dessus.

Cette luxation est presque aussi gênante que le genou angulaire auquel elle a succédé : le fémur et le tibia se correspondent, dit Ollier, par des surfaces non articulaires, qui n'ont aucune tendance à se souder. Pourtant, s'il se produit une ankylose, et si le chevauchement est peu étendu, la marche deviendra assez facile.

CHAPITRE IV

Lésions des parties molles. Synoviale.

Nous avons vu au début de ce travail que la tuberculose de la synoviale du genou était parfois primitive, et plus souvent consécutive à un foyer d'ostéite; quoi qu'il en soit, elle peut se présenter sous trois formes : l'hydarthrose, la synovite fongueuse, la pyarthrose.

§ 1. — HYDARTHROSE TUBERCULEUSE. — Elle n'a guère été observée qu'au genou, elle lui est en quelque sorte spéciale, aussi nous étendrons-nous sur sa description. Elle est aiguë ou chronique.

L'*hydarthrose chronique* signalée en 1878 par Lannelongue (1), sous le nom de synovite granuleuse, a été de nouveau décrite en 1884 par Kœnig (2) qui l'appelle hydrops tuberculosus. Oudaille (3) en a fait le sujet de sa thèse inaugurale. Elle se caractérise cliniquement par un épanchement moyen qui survient sourdement, sans aucune réaction, presque à l'insu du malade. Il est d'une ténacité désespérante, et quand il s'est résorbé il se reproduit avec une grande facilité. Les lésions de la synoviale consistent en une éruption de granulations miliaires, il est plus rare de rencontrer des fongosités.

L'*hydarthrose aiguë* est beaucoup plus rare ; presque toujours secondaire elle survient chez des malades qui ont de la tuberculose du poumon ou de l'appareil locomoteur. Des observations ont été publiées par Powel (4), Laveran (5), Poulet (6), etc. Pendant

---

(1) LANNELONGUE. Sur une forme de synovite granuleuse. *Soc. de chir.*, 18 avril 1878.

(2) KŒNIG. *La tuberculose des os et des articulations*, p. 51.

(3) OUDAILLE. *L'hydarthrose tuberculeuse*. Th. de Paris, 1884.

(4) POWEL. *Le pseudo-rhumatisme tuberculeux*. Th. de Paris, 1874.

(5) LAVERAN. *Progrès médical*, 1876, p. 727.

(6) POULET. *Soc de chir.*, 22 octobre 1884.

notre année d'internat chez notre regretté maître le professeur Trélat nous en avons observé deux cas suivis d'autopsie (obs. XXI et
XXII) (1), qui nous ont permis de nous rendre un compte exact de
la nature de cette affection qu'on appelle encore *pseudo-rhumatisme
tuberculeux ou granulie des synoviales.*

L'épanchement survient brusquement, sans cause, il est constitué
en quelques heures et le genou devient rouge, chaud et douloureux.
La résolution est de règle, elle survient au bout d'un temps qui varie
entre un à deux mois. La terminaison par suppuration est exceptionnelle, mais il est fréquent de voir à l'hydarthrose succéder une synovite fongueuse.

A l'ouverture de l'articulation on constate que la synoviale est
épaissie, sa face interne est rouge et congestionnée; elle est soulevée
de place en place par de petites granulations jaunâtres, qui ont pour
siège de prédilection le cul-de-sac sous-tricipital et les points où la
séreuse se fixe aux os. Leur forme est arrondie; parfois, dit Laveran,
elles sont aplaties probablement parce qu'elles ont subi la pression
des surfaces articulaires. Leur volume varie d'une tête d'épingle ou
d'un grain de millet à celui d'une lentille. Elles sont formées par un
amas de follicules tuberculeux. Kœnig et Müller ont recherché
les bacilles dans ces follicules, mais les ont rarement trouvés.

La quantité de liquide oscille entre 50 et 150 grammes, il a les appa-
rences de la synovie, parfois il est trouble tenant en suspension des
leucocytes (ces cas forment une transition entre l'hydarthrose et la
pyarthrose tuberculeuse), il renferme toujours une grande proportion
de fibrine qui en se coagulant donne lieu aux grains riziformes du
genou (Kœnig).

Les corps étrangers tuberculeux du genou ont été étudiés par
Riedel (2). Au dernier Congrès de chirurgie M. Coudray (3) en a rapporté sept nouvelles observations. Ils consistent soit en grains riziformes, soit en tumeurs dures, solitaires, atteignant la grosseur d'un
œuf de pigeon et constituant ce que les Allemands ont décrit sous le

(1) Ces observations ont été publiées sous notre nom en 1888 dans la thèse de
CHAMORRO.

(2) RIEDEL. Ueber insolirte Tuberculöse Geschwülste des Kniegelenks. *Deuts.
Zeit. f. Chir.*, t. X et XI.

(3) COUDRAY. Sur une variété de corps étrangers articulaires relevant de la synovite tuberculeuse. *Congr. franç. de chir.*, 1892. Séance du 22 avril.

nom de tuberculose *tubéreuse*. Ces nodosités sont formées par un tissu grisâtre, présentant de place en place des granulations gris clair qui ne sont autres que des granulations tuberculeuses. Elles sont bien plus nombreuses à la périphérie de la tumeur qu'au centre, qui est uniquement formé de débris de tubercules ayant subi la dégénérescence granulo-graisseuse.

§ 2. — Synovite fongueuse. — Qu'elle se montre d'emblée, ce qui est la règle, ou qu'elle soit consécutive à l'hydarthrose, ce qui est l'exception la synovite fongueuse est la forme ordinaire que l'on rencontre au genou. C'est elle qui est prise pour type dans la description des arthrites tuberculeuses.

Elle est bien décrite dans tous les livres, aussi nous arrêtera-t-elle peu.

Qu'elle se montre primitivement ou à la suite d'un foyer osseux, elle augmente le volume du genou et en modifie sa forme. C'est tout d'abord les dépressions situées normalement de chaque côté du ligament rotulien qui s'effacent, puis celles qui encadrent la rotule et le tendon rotulien : le genou devient régulier, cylindrique ou plutôt fusiforme.

Les fongosités ont certains sièges de prédilection : le pourtour de la rotule, le cul-de-sac sous-tricipital, l'insertion des ligaments croisés. Elles ne restent pas limitées à la synoviale mais envahissent les bourses séreuses qui communiquent avec elles, et notamment la bourse commune au jumeau interne et au demi-membraneux et celle du muscle poplité : il faut probablement voir là l'origine d'un certain nombre d'abcès froids du creux poplité.

Quel que soit leur siège, les fongosités guérissent par sclérose et rétraction fibreuse surtout si elles sont soumises à un traitement approprié ; ou bien elles subissent la caséification et la fonte purulente.

§ 3. — Pyarthrose tuberculeuse et abcès froids du genou. — L'arthrite tuberculeuse peut parcourir toute son évolution et guérir sans suppuration. Le fait est même assez fréquent quand le membre est immobilisé dès le début, et que le malade se trouve dans de bonnes conditions hygiéniques. Les abcès peuvent se former soit dans la synoviale, soit dans les tissus péri-articulaires. Dans le premier cas ils constituent les abcès froids intra-articulaires ; dans le second ce sont les abcès circonvoisins (Gerdy), para-articulaires (Koenig), ou encore extra-articulaires.

L'abcès froid *intra-articulaire ou pyarthrose* est parfois consécutif à l'ouverture d'un foyer caséeux du fémur ou du tibia dans la jointure. D'autres fois c'est une hydarthrose tuberculeuse dont le contenu se transforme peu à peu en liquide puriforme : il se passe là quelque chose d'analogue à ce qui a lieu pour une pleurésie séreuse qui devient purulente.

Mais, hâtons-nous de le dire, la pyarthrose a le plus souvent une toute autre origine : le liquide qui la constitue résulte de la fonte des tubercules contenus dans les fongosités de la synoviale. Les granulations subissent la dégénérescence granulo-graisseuse ; elles se ramollissent et se transforment en une masse caséeuse puis liquide, qui est versée dans l'articulation. Ce processus de suppuration ou mieux de désintégration est toujours accompagné, dit Koenig (1), d'une élévation de température.

Une fois constitué l'abcès présente à considérer son contenu et sa paroi : son contenu est le pus ordinaire des abcès froids dans leque on trouve des micro-organismes ; tantôt c'est le bacille tuberculeux seul, tantôt il est associé à un autre microbe : au staphylocoque ou plus rarement au streptocoque.

La paroi n'est autre que la synoviale doublée en dehors de la capsule et en dedans d'une membrane tuberculogène, qu'il faudra enlever pour amener la guérison (obs. XXIII).

Toute la pyarthrose a de la tendance à se faire jour à l'extérieur : elle peut perforer l'articulation en n'importe quel point, mais le plus souvent c'est au niveau du cul-de-sac sous-tricipital, de chaque côté du ligament rotulien, ou en arrière dans le creux poplité.

Les abcès froids *péri-articulaires* ont une triple origine synoviale, osseuse, ganglionnaire. Quand ils dérivent de la synoviale c'est par une série de transformations analogues à celles qui ont engendré la pyarthrose : seulement les fongosités ont suivi une voie différente : nées de la face externe de la séreuse elles ont perforé la capsule, se

(1) Koenig. La température dans les arthrites fongueuses purulentes. *Deutsch. Zeit. f. Chir.*, t. X, p. 1.

sont répandues dans le tissu cellulaire ambiant, et y ont subi la trans-formation puriforme.

Nous nous sommes étendu assez longuement sur les abcès ossi-fluents du genou pour n'avoir plus à y revenir. Ils peuvent provenir de chacun des trois os qui contribuent à former l'articulation ; c'est par ordre de fréquence : le tibia, le fémur, puis la rotule.

La troisième variété est assez rare et résulte d'une suppuration tuberculeuse des ganglions poplités. Pourtant Ollier croit que les abcès du creux poplité ont une autre origine. Il y a à l'état normal, dit-il, à travers de petites éraillures du ligament postérieur, des diverticules de la synoviale qui vont dans le creux poplité et sont le siège des abcès et fusées purulentes qui se font dans cette région.

Quelle que soit leur provenance, ces abcès peuvent occuper toutes les régions du genou : ils sont postérieurs (poplités) ou antéro-laté-raux, et alors fémoraux ou jambiers. Ceux que l'on rencontre le plus souvent sont les *fémoraux externes* et les *tibiaux internes*.

Ils sont indépendants de l'articulation ou communiquent avec elle : dans ce dernier cas, après les avoir incisés et grattés, on trouve sur leur paroi un orifice en cul-de-poule à travers lequel le stylet s'en·fonce pour pénétrer profondément dans la cavité articulaire.

Un abcès communiquant peut à un moment donné s'isoler. D'un autre côté, un orifice par lequel le stylet s'enfonce à une certaine pro-fondeur n'autorise pas forcément à conclure à la communication comme le prouve ce cas vraiment curieux (obs. XXIV) qu'il nous a été donné d'observer : un vaste abcès, étalé sous les téguments de la face interne du genou, s'enfonçait par un pédicule de la grosseur d'un crayon dans la cavité articulaire et la traversait pour aller abou-tir à un foyer osseux en plein condyle externe. Et pourtant l'articula-tion était indemne de toute suppuration.

Nous n'insisterons pas sur l'évolution de ces abcès qui, une fois ouverts, tendent à rester fistuleux, surtout quand ils sont entretenus par un point d'ostéite ; en tous cas ils aggravent singulièrement le pronostic des arthrites tuberculeuses du genou.

§ 4. — Ligaments et capsule. — Il est exceptionnel que les liga-ments soient envahis primitivement par la tuberculose ; pourtant M. Lannelongue a rapporté le cas d'un foyer initial du ligament rotulien. Le plus souvent la capsule est détruite secondairement par propagation de lésions osseuses ou synoviales. Les ligaments croisés sont les plus exposés ; le postérieur est au contraire presque toujours indemne. Quand les destructions ligamenteuses sont étendues, la jambe devient en quelque sorte *folle* (obs. VII), elle ballotte dans tous les sens.

D'autres fois, sur les genoux longtemps immobilisés en flexion, il se fait une rétraction du ligament postérieur (obs. XXV) qui se fusionne en dedans avec la synoviale, en dehors avec les téguments poplités. Il y a là un véritable cal fibreux qui joue un grand rôle dans l'ankylose du genou.

§ 5. — LÉSIONS PÉRI-ARTICULAIRES. — VUE D'ENSEMBLE DU MEMBRE INFÉRIEUR. — Nous n'insisterons pas sur les destructions des téguments qui peuvent être plus ou moins étendues. Dans le creux poplité on trouve des altérations ganglionnaires, vasculaires et nerveuses. L'adénite poplitée est fréquente dans la tumeur blanche du genou, mais difficile à trouver. Elle ne se traduit guère que par un empâtement général de la région. Le bacille peut parcourir les lymphatiques de la cuisse et aller infecter les ganglions de l'aine.

Les nerfs (sauf le cas de destruction du sciatique poplité interne signalé par Holl) sont le plus souvent indemnes. Il n'en est pas de même des vaisseaux. Dionis, English, Leudet, Ollier, Bard ont vu l'ulcération et la perforation de l'artère poplitée dont les parois avaient été détruites par la tuberculose. Cette complication amène presque toujours la mort par hémorrhagie.

Le membre inférieur présente, dans son ensemble, une atrophie plus marquée sur les muscles de la cuisse que sur ceux de la jambe. Cet arrêt de développement se traduit souvent par un raccourcissement de 2 ou 3 centimètres. D'autres fois on observe un léger allongement du membre, dû pour les uns (Wolf) à l'interposition de fongosités entre les surfaces articulaires qu'elles écartent ; pour les autres (Volkmann) à une exagération irritative des propriétés ostéogéniques du cartilage de conjugaison.

Récemment Audry (1) a insisté sur une déformation toute spéciale à l'arthrite tuberculeuse du genou : le *pied creux*. Il s'observe,

(1) AUDRY. Du pied creux dans la tuberculose du genou. *Mercr. méd.*, 1891, p. 449.

dit-il, dans la majorité des cas, et on ne le rencontre pas sur les membres inférieurs atteints d'autres maladies du genou ou de la hanche. Il est dû à une parésie du triceps sural.

Nous avons recherché ce pied creux sur un certain nombre de malades, mais jamais il ne nous a paru bien évident.

CHAPITRE V

Evolution des ostéo-arthrites tuberculeuses du genou.

Elles débutent par un petit foyer osseux qui siège de préférence sur l'épiphyse tibiale, l'use peu à peu, perfore son cartilage d'encroûtement, se propage à la synoviale, et de là enfin à l'épiphyse du fémur.

Les lésions osseuses et synoviales, que nous avons séparées pour la clarté de la description, marchent de pair. D'abord légères, elles vont s'accroissant pour aboutir à la production de fongosités, de séquestres, de cavernes et d'abcès.

Que les altérations osseuses soient superficielles, le membre conserve son attitude normale; mais le plus souvent il se met dans une position vicieuse, et alors on peut voir se produire tous les types de luxations pathologiques du genou.

La maladie, surtout si elle est bien traitée, est susceptible de guérir à n'importe quelle période de son évolution. Au début on peut obtenir une guérison complète avec conservation des mouvements et de la forme du genou. Plus tard, lorsque les fongosités sont abondantes, et surtout lorsqu'il y a suppuration, l'ankylose a grande tendance à se produire; et, suivant l'étendue plus ou moins considérable des lésions, elle sera ici fibreuse, là osseuse.

Du moment que le genou a perdu ses mouvements, il est préférable d'avoir une ankylose osseuse. Avec elle en effet le malade peut marcher sans fatigue; les entorses et les récidives sont beaucoup moins fréquentes que quand il y a simplement fusion fibreuse.

D'autres fois, et cela se voit surtout chez les enfants débilités et cachectiques, l'arthrite tuberculeuse n'a aucune tendance à la guérison. C'est alors que se font des suppurations étendues, des destructions ligamenteuses, des décollements épiphysaires (obs. VII) contre lesquels le chirurgien n'a guère d'autre ressource que l'amputation.

Enfin le malade peut mourir épuisé par la suppuration, ou emporté par une autre manifestation tuberculeuse, le plus souvent une méningite, plus rarement une tuberculose péritonéale ou pulmonaire.

I. — Tuberculose de la rotule et arthrite tuberculeuse du genou.

Pour ne point compliquer notre description anatomo-pathologique, nous en avons distrait deux formes rares de tuberculose du genou que nous allons étudier à part : l'arthrite à début rotulien et l'hyperostose tuberculeuse.

Les lésions tuberculeuses de la rotule peuvent être primitives ou secondaires. Ces dernières nous sont déjà connues ; elles consistent en une ulcération compressive de la face articulaire de l'os. D'abord superficielle, cette ulcération a de la tendance à creuser, à absorber tout le tissu osseux de la rotule, ne lui laissant que sa coque cartilagineuse. C'est dans ce cas que l'on observe les fractures spontanées.

Quelle que soit l'étendue des lésions, la rotule conserve rarement sa position normale : elle est d'ordinaire abaissée, reposant sur l'extrémité inférieure du fémur au niveau de l'échancrure intercondylienne, ou plus souvent sur le condyle externe, un certain degré de subluxation s'étant produit. A la longue des adhérences fibreuses ou osseuses la fixent au fémur ; et il en résulte un obstacle (ankylose fémoro-rotulienne) souvent considérable à l'extension du genou.

La tuberculose *primitive* de la rotule est très rare. Dans son traité des résections Ollier dit n'en avoir rencontré que trois cas. Nous en rapportons plus loin une observation des plus démonstratives. Le foyer initial occupe le centre du noyau osseux ; par exception il peut se développer en avant sous le périoste ou dans les couches superficielles de l'os. Quel que soit son siège, ce foyer a de la tendance à s'agrandir excentriquement, et à se faire jour soit en avant sous les téguments, soit en arrière dans la cavité articulaire, soit des deux côtés à la fois. La rotule est alors perforée de part en part, constituant ce que Poncet (1) a appelé la tuberculose térébrante.

La caverne rotulienne dépasse rarement les dimensions d'un pois ; elle est remplie par de la matière caséeuse, ou par un ou plusieurs séquestres. S'ouvre-t-elle en avant, elle donne un abcès froid prérotulien qui occupe la bourse du même nom.

L'ouverture postérieure est beaucoup plus importante : elle se fait à la circonférence de l'os plutôt qu'en son milieu (sur le bord interne dans notre observation) et elle infecte par propagation de voisinage la synoviale. D'abord limitées au cul-de-sac sous-tricipital, les fongosités ne tardent pas à se généraliser et la tumeur blanche est constituée. Elle ne présente d'ailleurs à partir de ce moment rien de particulier dans son évolution.

Le traitement aura un double but : guérir la synovite et traiter le foyer rotulien par l'évidement à la curette tranchante, ou par l'ablation de la totalité de la rotule, en ayant grand soin de conserver son revêtement périostique. A la suite de pareilles opérations, on peut voir l'os se reproduire, comme le prouvent les faits de MM. Ollier et François (2), mais l'ankylose du genou est à peu près inévitable.

Obs. IV. — *Arthrite tuberculeuse du genou consécutive à une ostéite tuberculeuse primitive de la rotule.* (Due à l'obligeance de notre ami, M. le Dr Coudray.)

B. M..., 6 ans. Début en juin 1891 par un gonflement siégeant à la partie interne de l'articulation, accompagné de douleur et de gêne considérable pendant la marche.

Immobilisation dans un appareil plâtré. Pointes de feu, puis vésicatoires.

M. Coudray voit le malade pour la première fois le 24 février 1892. La jambe est dans l'extension parfaite, le genou volumineux, la cuisse atrophiée. Le gonflement existe surtout à la partie antérieure : on sent à ce niveau une fluctuation superficielle qui encadre la rotule. La collection ne remonte pas jusqu'à la limite supérieure du cul-de-sac sous-tricipital. Il est impossible de dire si elle communique avec la cavité articulaire.

Le fémur et le tibia ne sont ni douloureux, ni augmentés de volume. La flexion du genou se fait jusqu'à l'angle droit. Quelques mouvements de latéralité.

La synoviale est épaissie.

(1) Poncet. *Traité de chirurgie*, t. II, p. 711.
(2) François. *Des ostéites primitives et isolées de la rotule, leur traitement ; de la reproduction de cet os après son ablation totale.* Th. de Lyon, 1888.

Ponction donnant issue à un pus séreux mêlé de grumeaux. Lavage et drainage puis 11 à 12 piqûres de solution de chlorure de zinc au dixième.

27 février. Induration périphérique. Il s'écoule un peu de pus par l'orifice de l'abcès.

Comme il n'a aucune tendance à se fermer, incision verticale au-devant de la rotule le 3 mars. La poche est cloisonnée par une bride transversale adhérente à l'os. Pour donner plus de jour et permettre le grattage une incision transversale est ajoutée à la première incision.

En un point de la paroi de l'abcès est un orifice qu'oblitère un petit bouchon fongueux. Une sonde cannelée s'enfonce dans un trajet qui mène sur le bord interne de la rotule dénudée et manifestement altérée. Sur ce bord s'ouvre une caverne qui occupe le corps de l'os. Le tissu osseux qui la borde est ramolli et carié ; une fois évidée à la curette on voit que la caverne pent contenir un gros pois.

La synoviale est envahie par des fongosités molles analogues à du frai de grenouille qui prédominent autour de la rotule. Elles sont enlevées à la curette aussi complètement que possible. Le tibia est sain ainsi que le fémur du moins dans leur partie accessible, c'est-à-dire intra articulaire.

Ainsi dans ce cas nous avons affaire à une *lésion initiale de la rotule* ayant amené consécutivement un abcès froid de la bourse prérotulienne, en même temps que des fongosités partant de la face profonde de l'os infectaient la synoviale.

Drainage et pansement iodoformé.

Suites immédiates excellentes ; le 28 avril le malade part pour Clermont-Ferrand en voie de guérison. On n'a pu avoir de ses nouvelles depuis.

II. — Ostéo-arthrite tuberculeuse hyperostosique.

C'est une forme rare de tumeur blanche du genou que nous avons observée au plus cinq ou six fois. Elle se caractérise par l'absence presque complète de fongosités, et par un gonflement énorme des extrémités osseuses. L'observation suivante montre mieux que toute description à quel genre de maladie nous avons affaire :

Obs. V. — *Ostéo-arthrite tuberculeuse hyperostosique des deux genoux.*

Emile M..., 10 ans, entre à l'hôpital Trousseau le 1er mars 1892. Le début remonte à deux ans environ et a commencé par le genou droit ; ce n'est guère que sept ou huit mois après que le genou gauche s'est pris.

Genou droit. — Le gonflement a été le premier symptôme, puis est apparue la douleur qui a forcé l'enfant à s'aliter. Un mois après le début un abcès s'est formé au-devant de la tubérosité interne du tibia, il s'est ouvert spontanément et est resté fistuleux.

Le genou a dans son ensemble un volume énorme, qui s'étend à un travers de main au-dessus et au-dessous de l'interligne. Sa circonférence ne mesure pas moins de 33 centim. Les saillies et les dépressions normales sont effacées et la tuméfaction est dans son ensemble uniformément arrondie.

Par le palper, au lieu de fongosités, on est tout étonné de voir que la tumeur est presque en entier constituée par les extrémités osseuses augmentées de volume. Les condyles fémoraux sont élargis dans leur diamètre transversal et forment deux saillies arrondies ; l'interne étant plus prononcée. Mêmes lésions sur le tibia.

La rotule est, elle aussi, le siège d'une hypertrophie considérable.

Les fongosités peu abondantes, avons-nous dit, siègent au niveau de la péronéo-tibiale, de la face interne du ligament rotulien et du condyle interne du fémur.

La jambe est fléchie sur la cuisse sous un angle obtus de 135° qui ne se redresse pas complètement.

La flexion forcée ne dépasse pas l'angle droit.

Le *genou gauche* bien que moins volumineux offre des lésions plus caractéristiques encore. A première vue on croirait à une arthrite déformante. En dehors le fémur et le tibia ont à peu près conservé leur aspect normal, mais en dedans ils sont le siège d'une hyperostose qui occupe surtout la tubérosité interne du tibia, fait saillie sous les téguments et simule une tumeur maligne. Ces os ne sont pas douloureux à la pression.

Quelques fongosités dans le cul-de-sac sous-tricipital et de chaque côté du ligament rotulien.

Les mouvements de flexion et d'extension sont limités, ce qui tient à l'obstacle mécanique causé par l'hypertrophie des surfaces articulaires.

La maladie a évolué lentement, sourdement, la marche a toujours été possible sauf au début quand la suppuration du genou droit s'est produite.

Le 23 mars 1892, nous faisons sur les deux genoux des piqûres de chlorure de zinc qui amènent à gauche une transformation totale des fongosités. A droite il se forme deux abcès, l'un contre le condyle interne du fémur, l'autre au niveau de la tête du péroné : ils ont dû être ouverts et grattés.

L'ostéo-arthrite tuberculeuse hyperostosique a une évolution fort lente, elle provoque peu de réaction. Même avec un genou énorme, les enfants peuvent marcher sans grande douleur. Par contre, une fois produit, le gonflement n'a aucune tendance à disparaître.

Le diagnostic est parfois difficile ; et l'on pourrait croire à une arthrite déformante, à une ostéomyélite chronique ou même à un ostéosarcome.

Les lésions, comme nous avons pu nous en assurer sur l'un de nos malades réséqué (obs. XXVI) et sur une pièce du musée de l'hôpital Trousseau, consistent en une ostéomyélite tuberculeuse diffuse des épiphyses, avec agrandissement énorme des aréoles du tissu spongieux.

DEUXIÈME PARTIE

INDICATIONS THÉRAPEUTIQUES

Les ostéo-arthrites tuberculeuses du genou réclament, comme toutes les tuberculoses dites chirurgicales, un double traitement : un traitement général hygiénique et reconstituant qui est de la plus haute importance, mais qui n'offre rien de spécial dans le cas particulier, et un traitement local que nous aurons presque uniquement en vue.

Il y a deux choses à considérer dans la thérapeutique des tumeurs blanches du genou : d'une part les manifestations bacillaires proprement dites se montrant sous forme de fongosités ou d'abcès qu'il faudra poursuivre dans la synoviale, les os ou les organes voisins; d'autre part les déformations, les attitudes vicieuses qui devront être prévenues si possible, et en tous cas corrigées une fois produites.

CHAPITRE PREMIER

Traitement des manifestations tuberculeuses du genou.

Il est indispensable de distinguer un certain nombre de formes. Le même mode de traitement ne saurait en effet s'appliquer à une synovite fongueuse légère tout à fait à son début et à une vieille tumeur blanche suppurée, fistuleuse et à foyers osseux multiples. Aussi envisagerons-nous successivement les trois types suivants :

Arthrites tuberculeuses non suppurées.

Arthrites tuberculeuses suppurées bénignes.

Arthrites tuberculeuses suppurées graves.

§ 1. — Arthrites tuberculeuses non suppurées. — Immobilisation, compression, révulsion, telle est la vieille formule qui synthétise le traitement qu'on leur a appliqué pendant longtemps.

L'*immobilisation* n'exerce certes pas une action directe sur le bacille et ses produits, mais « elle est une condition presque indis- « pensable, sinon pour guérir, du moins pour empêcher le mal de « s'étendre ». Elle calme les douleurs, modère l'inflammation, et a l'immense avantage d'éviter les attitudes vicieuses. Elle s'obtient en plaçant le membre dans une gouttière plâtrée qui s'étend du pied à la partie supérieure de la cuisse.

Dans le cas de contractures musculaires amenant une compression des surfaces articulaires et causant des douleurs vives, il est nécessaire de substituer à l'immobilisation l'extension continue : elle ne devra pas être continuée trop longtemps, car elle finit par amener le relâchement de l'appareil ligamenteux du genou. Néanmoins elle a des avantages sérieux, sur lesquels nous reviendrons à propos du redressement des ankyloses du genou.

La *compression* chasse les liquides de l'articulation et favorise l'atrophie des fongosités. Le meilleur moyen de l'obtenir est de mettre sur les points malades des plaques d'amadou que l'on fixe avec des bandelettes de diachylon : on fait par dessus un pansement ouaté.

La *révulsion*, soit sous la forme de vésicatoires, soit sous celle de pointes de feu ou de teinture d'iode, est d'une efficacité douteuse. Aussi a-t-on cherché des moyens permettant d'attaquer plus directement le mal. L'ignipuncture (Richet) a été la première tentative de ce genre, puis sont venues les injections médicamenteuses interstitielles : Hueter (1) a fait des injections intra-articulaires avec une solution phéniquée à 2 ou 3 p. 100. M. le professeur Le Fort (2) a pratiqué des injections interstitielles avec une solution de sulfate de zinc au 10°. Bruns et Krause (3) ont employé la glycérine iodoformée.

Ces *injections* ont été appliquées d'une façon raisonnée par le professeur Lannelongue (4) auquel nous *empruntons à peu près textuellement* tout ce qui va suivre. Dans sa communication à l'Aca-

(1) Hueter. *Deutsch. Zeit. f. Chir.*, t. XI, p. 334, 1879.
(2) Le Fort. *Soc. de chirurgie*, 6 avril 1879.
(3) Krause. *Berl. klin. Woch.*, 1889, et *Congr. de chir. allemand*, 1870.
(4) Lannelongue. Communication à l'*Acad. de méd.*, 7 juillet 1891, et *Congrès français de chir.*, 18 avril 1892.

démie il s'est longuement expliqué sur les principes généraux de *méthode sclérogène* que nous n'avons pas à développer ici. Contentons-nous de dire qu'elle crée autour des fongosités un tissu fibreux tout spécial, dans lequel un très grand nombre de vaisseaux sont oblitérés ou rétrécis, et où les lymphatiques font défaut. Étant dépourvu de lymphatiques, il est donc réfractaire à l'infection tuberculeuse pour laquelle il constitue en quelque sorte une barrière. La conséquence immédiate de l'injection est la transformation du néoplasme tuberculeux en tissu fibreux, grâce à l'afflux de quantités énormes d'éléments embryonnaires, à l'oblitération et à l'atrésie des vaisseaux de la synoviale.

Les injections se pratiquent avec une solution de chlorure de zinc au dixième. Il faut, si faire se peut, amener la transformation de la synoviale en une seule séance, et injecter pour cela des doses relativement considérables de médicament 40 à 50 gouttes.

Pour faire ces injections M. L a n n e l o n g u e procède de la façon suivante : « J'enfonce, dit-il, l'aiguille au-dessus du cul-de-sac supérieur « de manière à atteindre le fémur au-dessus de la réflexion de la « synoviale fongueuse, et je dépose la solution sur le fémur même, « au-dessous du périoste. Je fais ainsi quatre ou cinq piqûres de « deux à trois gouttes chacune.

« Les parties de la synoviale placées au-dessous de la rotule de « chaque côté du ligament rotulien sont aussi accessibles. J'enfonce « l'aiguille sur le bord de la rotule et je la dirige parallèlement au liga- « ment rotulien. Il importe ici, pour éviter l'eschare, d'enfoncer l'ai- « guille sous l'aponévrose en la dirigeant dans la couche superficielle « des fongosités.

« Pour rendre la transformation plus rapide et plus sûre, je fais une « nouvelle injection contre le bord antérieur de l'épiphyse du tibia. » Des injections sont faites plus en arrière sur les tubérosités du fémur et du tibia pour atteindre, s'il y a lieu, les parties postérieures de la synoviale. Le membre est placé soit immédiatement, soit au bout de deux ou trois jours, dans une gouttière plâtrée.

Il est nécessaire de donner du chloroforme aux malades pour calmer les douleurs qui persistent d'ordinaire pendant trois ou quatre heures, mais cèdent facilement à une piqûre de morphine.

Le gonflement et la réaction inflammatoire apparaissent promptement et au bout de 24 heures ils ont presque atteint leur maximum. Le genou est uniformément gonflé, la peau qui le recouvre est rouge, tendue et luisante. Elle est sillonnée parfois de réseaux veineux aussi abondants que ceux que l'on observe à la surface des sarcomes. Cette circulation superficielle indique que les vaisseaux profonds ont été oblitérés en grande partie par le médicament. La réaction est proportionnelle à la dose de chlorure de zinc employée, et au titre de la solution. L'élévation de température ne dépasse pas 39°, et retombe à la normale après quelques jours.

Au deuxième jour le palper révèle déjà un changement de consistance, les tissus fongueux ont plus de résistance et plus de tension. A leur périphérie se dessine une bandelette indurée en partie masquée par le gonflement inflammatoire.

L'irritation se propage au périoste et à l'os : c'est ainsi que l'on voit le plateau tibial, et surtout l'extrémité inférieure du fémur notablement plus gros que du côté sain.

Vers le huitième jour toute réaction inflammatoire a disparu ; plus de douleurs, plus de rougeur des téguments. Les fongosités sont transformées dans toute leur étendue, elles ont une consistance ligneuse ; on dirait, suivant l'expression de M. L a n n e l o n g u e, un *fibrome synovial*. Alors l'articulation est soumise à une compression énergique qui, suivant le cas, dure de six semaines à deux mois.

Les tissus sclérosés ont une tendance manifeste vers le retour à un tissu conjonctif plus lâche. La synoviale d'abord très épaisse diminue peu à peu, reprend son volume normal en même temps que les mouvements reviennent au moins aussi étendus qu'ils étaient avant l'intervention. Maintenant que nous connaissons la méthode, voyons quels sont les accidents auxquels elle expose.

Et tout d'abord l'échec, fréquent au début alors que M. L a n n e l o n g u e employait des doses faibles de chlorure de zinc, est aujourd'hui beaucoup plus rare et toujours partiel. Ce n'est qu'au bout de trois semaines que l'on peut bien juger de la transformation des fongosités. Ont-elles persisté en un point, il faut faire là une nouvelle série d'injections qui cette fois amènera un résultat certain.

Le plus sérieux et le plus fréquent des accidents est l'épanchement sanguin. Comme il ne se montre que quelques jours après l'injection, on ne peut accuser la seringue d'avoir piqué un vaisseau : il est le

résultat de ruptures vaculaires consécutives elles-mêmes à la conges-
tion inflammatoire. Du volume d'une noix au plus, il ne présente d'ailleurs aucune gravité, et cède vite à la compression sans avoir aucune
tendance à suppurer.

Les eschares constituent une dernière complication : elles ne se
produisent jamais quand l'aiguille a été enfoncée profondément sous
l'aponévrose, mais seulement quand le liquide est déposé sous la peau.
Leur étendue ne dépasse pas celle d'une pièce de 50 centimes et la plaie
qu'elles laissent après leur chute est vite réparée.

Si maintenant nous envisageons les résultats de la méthode sclérogène, nous les trouvons bien supérieurs à ceux que donnent les autres
modes de traitement : sur six malades présentés par M. Lannelongue
au dernier congrès de chirurgie, et traités il y a un an pour des
arthrites fongueuses du genou non suppurées, 5 ont guéri sans suppuration, chez le sixième il a fallu faire un raclage limité de la tubérosité interne du tibia. Chez aucun il n'y a menace de récidive.

Nous rapportons plus loin l'histoire de deux malades (obs. XXVII
et XXVIII) injectés au mois d'août 1891, par M. Jalaguier et que nous
tenons en observation depuis le 1er février 1892 : les deux sont guéris
avec conservation des mouvements.

Nous conclurons donc en disant que, pour les arthrites fongueuses
non suppurées, la méthode sclérogène est le traitement de choix : il
faut lui adjoindre dès le début l'immobilisation et la compression.
Plus tard, on complètera la guérison par le massage et l'électricité.
Si malgré tout il se produit de la suppuration, nous rentrons dans la
deuxième variété de tumeurs blanches dont nous allons maintenant
aborder l'étude.

§ 2. — ARTHRITES TUBERCULEUSES SUPPURÉES. — Nous comprenons
sous cette étiquette toutes les variétés d'abcès, qu'ils soient péri ou
intra-articulaires, ou qu'ils proviennent d'un foyer osseux (caverne
ou séquestre). Ce qui caractérise les tumeurs blanches suppurées,
c'est d'une part l'irrégularité dans la distribution des lésions qui ne
se limitent pas aux parties voisines de l'interligne, mais s'étendent au
tiers inférieur du fémur et supérieur du tibia ; c'est d'autre part leur
évolution par poussées successives se montrant à plusieurs mois, plusieurs années même de distance.

Nous trouvons là deux conditions peu favorables aux opérations réglées, qui se proposent de guérir en une seule séance en enlevant les foyers malades. Ces opérations sont l'arthrectomie et la résection : voyons quelle est leur valeur thérapeutique ; nous pourrons ensuite leur opposer le traitement conservateur.

L'*arthrectomie* ou synovectomie (Ollier) a été faite pour la première fois par Wolkmann (1). Elle consiste dans l'extirpation soit de la synoviale seule, soit de la capsule avec elle. Phocas (2) vient de décrire sous le nom d'*arthrectomie osseuse* une opération dans laquelle il combine l'excision de la synoviale au curettage des foyers épiphysaires.

Malgré les nombreuses publications qu'elle a suscitées en France et surtout à l'étranger dans ces dernières années, l'arthrectomie est une opération dont la valeur définitive est loin d'être établie.

Ses indications sont assez limitées si l'on songe à la rareté des lésions exclusivement synoviales dans l'enfance. Elle ne convient guère qu'aux synovites fongueuses légères, qu'elles soient sèches ou s'accompagnent d'abcès indépendants du squelette.

Or, pratiquée dans de telles conditions, l'arthrectomie n'est pas exempte de tous dangers : la plaie étendue que laisse après elle l'extirpation de la synoviale est une porte d'entrée ouverte à l'infection tuberculeuse. Kœnig, Volkmann, Ollier et surtout Wartmann (26 cas) ont rapporté des cas de tuberculose miliaire aiguë généralisée imputables à l'arthrectomie.

Les résultats immédiats sont excellents et la réunion par première intention est de règle. La guérison peut persister comme en témoignent les faits qu'a communiqués Richelot (3) à la Société de chirurgie ; mais plus souvent peut-être, il y a récidive, repullulation sur place.

Angerer (4) qui a une longue pratique de l'arthrectomie, avait cru d'abord, en 1888, avoir définitivement guéri ses malades ; mais en les suivant il a modifié son opinion et sa statistique de 1890 n'est pas très encourageante : sur 48 opérés, il a eu 28 récidives, 3 ampu-

(1) VOLKMANN. Die Arthrectomie am knie. *Centralb. f. Chir.*, 1885, p. 137.
(2) PHOCAS. *Rev. des mal. de l'enf.*, 1892, p. 349.
(3) RICHELOT. *Soc. de chir.*, 28 nov. 1890.
(4) ANGERER. *Congr. de chir. all.*, avril 1890.

tations, 3 morts. Sur une petite série de 5 malades qu'il a suivis avec grand soin, Rochet (1) a eu 4 récidives, et son dernier cas est trop récent pour qu'on puisse le considérer comme guéri. Nous avons pratiqué ou vu pratiquer plusieurs fois l'arthrectomie et toujours sans aucune espèce de résultat.

A quoi peuvent tenir ces échecs? C'est sans doute parce que l'arthrectomie est une opération incomplète. En effet, bien que les extrémités articulaires semblent saines, rien ne prouve qu'il n'y a pas de foyers intra-osseux en train d'évoluer. Et d'ailleurs, n'y eût-il point de lésions osseuses, il est à peu près impossible d'enlever toute entière la synoviale malade qui, comme le fait observer avec raison Rochet, « est extrêmement étendue en surface et anfractueuse dans ses culs-de-sac surtout à sa partie postérieure, il y a là vers le creux poplité, une série de bourses séreuses et de diverticules qui accompagnent les tendons poplités et s'insinuent plus ou moins loin dans les interstices musculaires eux-mêmes. Souvent ces culs-de-sac synoviaux sont envahis par la même maladie que la grande synoviale elle-même, et pour éviter les récidives il faudrait être sûr de pouvoir les extirper eux aussi. Or, on peut établir que sans la résection d'une portion plus ou moins étendue de fémur ou de tibia, on n'a jamais assez de jour pour pouvoir explorer seulement d'une façon complète la région poplitée après une simple arthrotomie du genou. Même après la section des ligaments intra-articulaires et latéraux, même après la luxation des deux os l'un sur l'autre, il est impossible d'explorer toute l'étendue de la partie profonde du creux poplité, de voir exactement ce qui se passe derrière le fémur ou le tibia, à fortiori d'enlever tous les tissus malades qui s'y trouvent, de nettoyer toutes les parties fongueuses ou autres qui ont pu filer dans les parties molles. »

Nous croyons pouvoir conclure en disant que, si dans les synovites pures avec ou sans abcès l'arthrectomie peut être suivie de succès (Richelot, Phocas, etc.), elle est le plus souvent une opération insuffisante suivie de récidive.

La *résection* bonne chez l'adulte est à peu près inapplicable chez l'enfant. Si on veut la faire ultra-épiphysaire ce sera une opération complète, qui aura toute chance de se terminer par guérison

---

(1) Rochet. *Mercred. méd.*, 1892, p. 1.

mais au prix de désordres tels qu'elle est à peu près repoussée par tous les chirurgiens. On s'expose en effet à avoir un raccourcissement de 25 à 30 centimètres, et même plus s'il s'agit d'un enfant au-dessous de 5 ans ; or, dans de telles conditions, le membre inférieur ne devient guère plus utile qu'un moignon d'amputation de cuisse.

La résection *intra-épiphysaire*, la seule qui soit permise est préconisée par Lucas-Championnière (1) et surtout par J. Bœckel (2), qui l'a pratiquée 25 fois chez des enfants de 5 à 10 ans. Cette opération, disent ces chirurgiens, est suivie de guérison à bref délai et évite aux petits malades le séjour prolongé au lit et à la chambre qui les cachectise et les expose aux tuberculoses viscérales ; de plus elle s'accompagne d'un faible degré de raccourcissement puisque les cartilages de conjugaison sont conservés.

La résection intra-épiphysaire est loin de donner toujours des résultats aussi satisfaisants que ceux qu'ont obtenu Championnière et Bœckel. Elle est parfois suivie de pseudarthrose (Ollier), et presque toujours de déformations secondaires. Enfin, dernière objection beaucoup plus grave, la résection intra-épiphysaire est insuffisante dans un très grand nombre de cas. Il suffit en effet de considérer nos figures 3, 4, 7, 9, 13, pour voir que les foyers sont très souvent étendus à la diaphyse ; or, dans ces cas, il faudra pratiquer une opération incomplète qui sera à bref délai suivie de récidive.

Que la résection intra-épiphysaire soit supérieure à la synovectomie comme le veut Bœckel nous ne le contestons pas, nous croyons toutefois qu'elle ne sera qu'une méthode d'exception, les *opérations économiques* constituant la méthode de choix dans les tumeurs blanches suppurées du genou. Ce sont là d'ailleurs les idées soutenues par Ollier : « les opérations économiques, l'avive-
« ment, l'abrasion, l'évidement d'une des saillies osseuses, les cau-
« térisations intra-articulaires sont des opérations qui ont une grande
« importance dans la chirurgie de l'enfance et qui doivent remplacer
« à cet âge le plus possible les résections typiques » (3).

(1) LUCAS-CHAMPIONNIÈRE. *Bull. de la Soc. de chir.*, sept. 1890, et thèse de MACON, *Contribution à l'étude de la résection du genou*, 1891, p. 66 à 73.

(2) J. BŒCKEL. *De la résection du genou*, Paris, 1889, et *Congr. franç. de chir.*, 1891. Séance d'ouverture.

(3) OLLIER. *Loc. cit.*, t. III, p. 221.

Au lieu de vouloir enlever le mal en une fois, il vaut mieux attendre ses manifestations, les combattre à mesure qú'elles apparaissent, et faire en quelque sorte une *thérapeutique de symptômes*. Il faut inciser les abcès, enlever à la curette la membrane tuberculeuse qui les tapisse, cautériser leur paroi avec une solution de chlorure de zinc au 10ᵉ. Si l'abcès conduit dans l'articulation, s'il a une pyarthrose, il faut faire une arthrotomie suivie du curettage articulaire.

La recherche des foyers osseux avec le stylet se fera avec le plus grand soin : dès qu'on les aura trouvés on les mettra largement à découvert, on enlèvera les séquestres qu'ils contiennent, et on fera des évidements aussi étendus que l'exigeront les lésions.

L'ostéo-arthrite tuberculeuse évolue, avons-nous dit, par poussées successives, aussi une première intervention est-elle le plus souvent insuffisante et suivie de récidives, auxquelles il faut appliquer le même traitement, jusqu'à ce que la guérison définitive soit obtenue.

Si l'on associe aux opérations économiques la méthode sclérogène, on abrège beaucoup la durée de la maladie (obs. XXIX et XXX). Le chlorure de zinc amène la transformation fibreuse des fongosités et des parois des abcès ; de plus, il met le chirurgien dans des conditions particulièrement avantageuses pour intervenir, dit M. L a n n e - l o n g u e. En effet, la sclérose des tissus et les oblitératious vasculaires diminuent les chances d'auto-infection par le bacille tuberculeux.

Enfin les récidives semblent moins fréquentes.

§ 3. — ARTHRITES TUBERCULEUSES SUPPURÉES GRAVES. — On les observe soit chez des malades dont le début remonte à plusieurs années et qui n'ont été soumis à aucun traitement régulier, soit chez des enfants cachectiques, le processus tuberculeux ayant eu d'emblée une marche en quelque sorte maligne. Ces cas sont caractérisés par un gonflement énorme du genou plus ou moins fléchi, des fistules multiples dont les unes conduisent dans l'articulation, les autres sur les os, des lésions diffuses et généralisées des épiphyses, des destructions ligamenteuses, etc.

Étant donné l'étendue des foyers, le curettage ne saurait tout enlever, il en serait de même d'une résection, et l'*amputation* est à plus d'un titre indiquée. Néanmoins, nous croyons qu'avant de la faire il faut tenter de conserver au malade son membre, ce qui est quelquefois possible par l'*ignipuncture*. Pour réussir il ne faut pas craindre d'enfoncer profondément la pointe du thermo-cautère jusque dans les extrémités osseuses. Les cautérisations seront très rapprochées les unes des autres et dépasseront à la périphérie les fongosités.

Cette méthode employée pour la première fois par R i c h e t, a été de nouveau recommandée par V i n c e n t (de Lyon) (1) sous le nom d'*arthrotomie ignée*. Ce chirurgien croit que le chauffage articulaire joue un grand rôle en tuant les éléments microbiens.

La réaction qui suit la cautérisation est très vive : elles s'apaise au bout de quelques jours, les escharres s'éliminent peu à peu ; et en l'aidant par de petites opérations complémentaires on peut voir la guérison survenir. On a ainsi évité l'amputation de cuisse que l'on n'a presque jamais l'occasion de faire aujourd'hui pour les arthrites tuberculeuses des enfants.

(1) VINCENT. *Rev. de chir.*, 1884, et FORESTIER. *Arthrotomie ignée et chauffage articulaire*, th. de Lyon, 1885.

CHAPITRE II

Traitement orthopédique des ostéo-arthrites tuberculeuses du genou.

Pour qu'une tumeur blanche du genou puisse être considérée comme guérie et que la marche soit possible, il ne suffit pas que les foyers tuberculeux soient éteints, que les fongosités aient subi la transformation fibreuse, il faut encore que le membre ait conservé une position convenable, qu'il n'y ait point flexion de la jambe sur la cuisse. Le but de tout traitement bien dirigé devra donc être d'éviter les déformations, et de les corriger si le malade vient consulter quand elles sont déjà produites.

Au début, le traitement préventif est tout puissant pour maintenir le genou dans la rectitude, il suffit de l'immobiliser dans une gouttière plâtrée postérieure. Elle devra être changée de temps en temps, car il arrive qu'un léger degré de flexion se produise dans l'appareil. Elle sera maintenue pendant toute la durée du traitement quel qu'il soit, et si une fois enlevée le genou a de la tendance à prendre une position vicieuse, on n'hésitera pas à l'appliquer de nouveau.

Outre qu'elle évite la déformation, l'attelle plâtrée hâte la guérison, car elle empêche la contracture musculaire et par suite les désordres irrémédiables causés par l'ulcération compressive.

Le plus souvent, surtout dans la clientèle hospitalière, les malades ne viennent pas consulter au début ; il est alors de règle d'observer la flexion de la jambe sur la cuisse. Si elle est légère, si elle ne dépasse pas 25° à 30°, surtout si elle est récente, le chirurgien en aura facilement raison sous le chloroforme.

Toutefois, il devra employer la plus grande douceur ; il ne fera pas le redressement d'une façon brusque et en un seul temps, il essaiera de l'obtenir peu à peu par de petits mouvements alternatifs de flexion et d'extension. Une fois la déformation corrigée, on immobilisera le membre dans une gouttière.

Ces cas simples n'offrent aucune difficulté et ne méritent pas de nous arrêter plus longtemps ; il n'en est pas de même des cas anciens datant de plusieurs mois ou de plusieurs années. Alors l'attitude vicieuse s'accompagne de la rétraction des tissus fibreux périarticulaires et de la soudure plus ou moins complète des extrémités osseuses. D'après leur degré, nous pouvons diviser les ankyloses du genou, suite de tumeurs blanches en trois groupes :

1° Ankylose fibreuse lâche sans déformation des surfaces articulaires.

2° Ankylose fibreuse serrée avec déformation des surfaces articulaires.

3° Ankylose osseuse.

Dans ces trois variétés l'attitude est à peu près toujours la même, c'est le genou angulaire avec subluxation en dehors. Ce qui les différencie c'est l'étendue plus ou moins prononcée des lésions, qui d'ailleurs est proportionnelle à la durée de la maladie. La soudure tibio-fémorale est fondamentale ; l'ankylose fémoro-rotulienne existe bien presque toujours, mais elle n'est qu'accessoire en venant augmenter l'obstacle à la réduction.

Étant donné une ankylose du genou, le but à atteindre sera de mettre le membre dans la rectitude et en ankylose complète. Quels moyens faut-il donc employer pour arriver à ce but ?

§ 1. — ANKYLOSE FIBREUSE LACHE SANS DÉFORMATION DES SURFACES ARTICULAIRES. — Deux facteurs entrent en jeu : la contraction musculaire facile à vaincre, et la rétraction des tissus fibreux poplités. Sans avoir recours aux méthodes sanglantes, on peut d'ordinaire rendre au membre la rectitude par deux procédés : le redressement brusque et le redressement lent ou extension continue.

Le *redressement brusque* doit se faire sous le chloroforme qui supprime la contracture et la douleur. On peut se servir de machines spéciales dont les plus perfectionnées sont celles de Collin et Robin. Il est peut-être plus prudent de recourir au redressement manuel et de renoncer aux appareils qui déploient une force souvent aveugle et intempestive.

Le chirurgien, prenant solidement la cuisse d'une main la jambe de l'autre, fait exécuter au genou des mouvements forcés de flexion et d'extension jusqu'à ce que la déformation soit corrigée. Chaque mouvement rompt des adhérences et fait percevoir un craquement. Parfois le redressement ne peut être obtenu en une seule séance, il faut alors y revenir une seconde fois, à plusieurs jours d'intervalle. Il est bien entendu que, pour maintenir la réduction, le genou doit aussitôt être immobilisé dans une gouttière plâtrée.

Ce redressement en un seul temps a surtout été préconisé par Bonnet qui en a nettement posé les indications. Croyant que le principal obstacle était la tension des cordes tendineuses du creux poplité, il n'hésita pas à faire des ténotomies multiples. Il avait été précédé dans cette voie par Stromeyer, Diffenbach, Bouvier, et fut imité par Palasciano, Borelli, etc.

Nous n'insisterons pas sur ces sections tendineuses aujourd'hui tombées en désuétude avec raison d'ailleurs. Busch (1) a démontré expérimentalement que les fléchisseurs ne mettaient qu'un obstacle insignifiant au redressement, et par cela même prouvé l'inefficacité des ténotomies.

Malgré ses avantages incontestable le redressement brusque expose à des accidents qui doivent le faire rejeter dans un grand nombre de cas. La déchirure des téguments du jarret n'est pas très fréquente et n'offre d'ailleurs aucune gravité, il en est de même de celle des muscles, des tendons et des ligaments.

Beaucoup plus graves sont les lésions des vaisseaux et des nerfs. Les ruptures de l'artère poplitée sont heureusement rares, mais ont des conséquences terribles (hémorrhagie, gangrène du pied ou de la jambe) qui se terminent par l'amputation de cuisse ou la mort. La veine est presque toujours indemne. Il en est de même des nerfs, sauf dans un cas rapporté par Holl où il y avait rupture du sciatique poplité interne.

Les fractures des extrémités articulaires et surtout les décollements épiphysaires sont, comme l'a montré Nusbaum (2), à peu près inévita-

---

(1) BUSCH. Beitrag zur kentniss der Contractüren in Hüft in Kniegelenke. *Arch. für klin. Chir.*, 1863, t. IV.

(2) NUSBAUM. *Die Pathologie und Therapie der Ankylosen.* Munich, 1863.

bles ; ils n'entravent en rien le succès. Toutefois, en augmentant l'intensité du traumatisme, ils peuvent réveiller une lésion tuberculeuse éteinte. La luxation du tibia dans le creux poplité est assez rare, elle s'observe surtout quand les condyles fémoraux sont déformés.

Tous ces accidents sont évités à peu près certainement quand on a recours au *redressement lent* et graduel, que l'on obtient en soumettant le membre à l'*extension continue*. Cette méthode, appliquée pour la première fois à la hanche par Le Sauvage de Caen en 1835, était tombée dans l'oubli depuis longtemps, quand elle a été reprise en Amérique par Bauer, Davis, Sayre, Andrews, en France par Lannelongue (1), en Allemagne par Reyher, Schulze, Hueter, Scheede, Volkmann, Kœnig, Busch, etc.

L'extension peut se faire à l'aide d'appareils comme celui de M. Le Fort (2), qui ont la forme d'une gouttière composée de deux plans inclinés qui se réunissent au niveau du creux poplité. On diminue peu à peu, à l'aide d'une vis-appropriée, l'angle de flexion jusqu'à ce que le redressement soit complet.

L'extension continue s'obtient beaucoup plus simplement à l'aide de poids, le malade étant maintenu pendant toute la durée de son application dans le décubitus horizontal. On commence par recouvrir la jambe de deux ou trois bandelettes de diachylon qui ne remontent pas au delà du plateau tibial, et qui forment une anse au-dessous du pied. Elle sont fixées dans cette position par un bandage roulé. On attache à l'anse une corde qui se dirige vers le pied du lit, passe sur la gorge d'une poulie de réflexion, et porte à son extrémité le poids extenseur.

Quand la flexion est très prononcée, il faut glisser sous le creux poplité un coussin ou même mettre le membre dans une gouttière à double plan incliné pour soutenir le genou, qui sans cela se renverserait en dedans ou en dehors. On protégera au moyen d'un petit coussin le talon, sans cela il serait fortement comprimé contre le lit et ne tarderait pas à être le siège d'une eschare.

La contre-extension se fait par le poids du corps, que l'on immobilisera avec avantage à l'aide de lacs analogues à ceux que M. Lannelongue emploie pour la coxo-tuberculose.

Quel est le degré de la traction qu'il faut exercer ?

(1) LANNELONGUE. *Coxo-tuberculose*, p. 154 à 173.
(2) LE FORT et MALGAIGNE. *Méd opér.*, cit. 9° éd., t I, p. 407.

R e y h e r (1) expérimentant sur une articulation du genou intacte, a trouvé qu'il fallait un poids de 20 kilog. pour obtenir un écartement de 1 millimètre entre les surfaces articulaires. S c h u l t z e avec 25 kilog. obtint un écartement de 1 millimètre au côté interne et de 1 millimètre 5 au côté externe, ce qui se comprend puisque le genou forme à l'état normal un angle légèrement ouvert en dehors. L'extension commence par redresser cet angle et l'articulation s'entr'ouvre en dehors, tandis qu'en dedans le plateau tibial presse fortement sur le condyle du fémur. Ce n'est qu'en augmentant ensuite la traction qu'on voit se produire un écartement, mais toujours plus faible au côté interne.

M. L a n n e l o n g u e a bien montré que s'il fallait des tractions aussi fortes, c'est que les expérimentateurs allemands avaient affaire à des genoux sains. Mais quand la capsule a été envahie par les fongosités, elle devient beaucoup moins résistante, et dans ce cas un poids de 3 ou 4 kilog. suffit pour obtenir l'écartement des surfaces articulaires.

D'ailleurs, en clinique on commencera par une traction faible que l'on augmentera graduellement si elle est bien supportée. Il sera rarement nécessaire de dépasser 5 kilog. chez les enfants.

Quand le genou est en extension nous avons vu comment se produit l'effacement de l'angle ouvert en dehors, puis la diastase.

Quand il est en flexion, il se produit au bout de quelques heures une diminution notable de l'angle de flexion : cet effet est dû à la cessation de la contracture musculaire, puis l'extension s'opère graduellement avec une grande lenteur, et pour qu'elle soit complète il faut une semaine et même davantage.

« V o l k m a n n et S c h e e d e ont, pour réduire la subluxation du tibia « en arrière, combiné à la traction dans l'axe de la jambe une traction « agissant de bas en haut sur le plateau tibial et une troisième refou- « lant en bas l'extrémité inférieure du fémur » (K œ n i g).

Dès que le membre est redressé, on l'immobilise dans une gouttière plâtrée de façon à obtenir l'ankylose complète dans la rectitude.

L'extension continue arrive aux mêmes résultats que le redressement brusque ; comme elle a sur lui l'immense avantage d'éviter les

(1) REHYER. Ueber die Veranderungen der Gelenke bei dauernder Ruhe. *Deut. Zeit. f. Chirur.*, t. III, 1073.

ruptures vasculaires, les fractures et les décollements épiphysaires, de provoquer un traumatisme moindre, et par suite une moindre réaction inflammatoire, elle doit lui être préférée. Ce n'est qu'après l'avoir reconnue impuissante, ce qui est rare d'ailleurs, que l'on aura recours au redressement en une seule séance sous le chloroforme.

§ 2. — Ankylose fibreuse serrée avec déformation des surfaces articulaires.— Pour bien comprendre le traitement qu'elle réclame, il faut se reporter à la figure 14. Le plateau tibial s'est placé derrière le fémur, et est débordé en bas par l'extrémité inférieure des condyles qui, d'après Volkmann, auraient subi un allongement. Il est maintenu dans sa position par le ligament postérieur épaissi et rétracté. Le redressement brusque doit être rejeté ; car, pour remettre la jambe en extension, il luxerait infailliblement le tibia dans le creux poplité ; le remède serait pire que le mal.

L'extension continue aura beaucoup de peine à ramener les surfaces articulaires au contact, car pour cela le tibia a à parcourir un chemin étendu. Admettons que, triomphant de la résistance des masses fibreuses poplitées, il vienne prendre la place de la rotule sur l'extrémité inférieure des condyles fémoraux, que se passera-t-il ? Ces condyles sont fortement aplatis d'avant en arrière, taillés en bec de flûte ; d'autre part le plateau tibial est, on le sait, convexe ; les os seront donc en contact dans une faible étendue et auront peu de tendance à se souder l'un à l'autre. Le tibia sera en quelque sorte en *équilibre instable* sur la pointe du fémur, et il ne demandera qu'à reprendre son ancienne position. C'est ce que nous avons pu observer nettement chez l'un de nos malades (obs. XIII et fig. 19). Bien qu'il fût soumis à l'extension depuis près de deux ans, dès qu'on lui enlevait son poids la jambe se fléchissait instantanément.

De pareilles déformations réclament un autre traitement : le seul moyen en effet d'obtenir une ankylose dans la rectitude, c'est de faire une résection orthopédique intra-épiphysaire.

§ 3. — Ankylose osseuse. — L'ankylose osseuse du genou en flexion peut être corrigée soit en fracturant le fémur au-dessus de l'articulation, de manière à produire sur cet os un angle à sinus antérieur égal à l'angle de flexion, soit en pratiquant une résection.

Pour fracturer le fémur il vaut beaucoup mieux avoir recours à l'ostéotomie qu'à l'ostéoclasie manuelle ou instrumentale. Cette dernière produirait sur la jointure un traumatisme qu'il faut éviter à tout prix, car il pourrait être l'occasion d'une poussée tuberculeuse. Ostéotomie sus-condylienne, résection orthopédique, telles sont les deux opérations que nous allons étudier.

L'*ostéotomie sus-condylienne* n'est applicable qu'à un nombre restreint de cas. Il faut que toute manifestation tuberculeuse soit éteinte, et que la soudure osseuse semble très solide. Si en effet une fois redressé le genou est doué de quelques mouvements, ils iront en augmentant et gêneront considérablement la marche au point de réclamer une résection secondaire.

De plus, il est une considération bien mise en évidence par Ollier (1) et tirée du degré de flexion du membre. Excellente pour les ankyloses à angle obtus, l'ostéotomie est moins bonne pour les ankyloses à angle droit, et franchement mauvaise pour celles qui atteignent l'angle aigu.

A quelle hauteur faut-il sectionner le fémur? Chez l'un de nos malades (obs. XXXI) la section a été faite à deux travers de doigt au-dessus des condyles, mais on peut la faire plus haut à 9 ou 10 centimètres au-dessus de l'extrémité inférieure de l'os. L'ostéotomie linéaire suffit d'ordinaire, et il est rare qu'il faille enlever un coin à base antérieure.

On immobilisera le membre dans une gouttière plâtrée qui ne sera enlevée qu'après consolidation de la fracture. La marche ne sera pas permise avant deux mois ; encore une genouillère devra-t-elle protéger l'articulation pendant fort longtemps.

Les indications de la *résection orthopédique* sont beaucoup plus étendues que celles de l'ostéotomie : seule elle convient à toutes les ankyloses fibreuses, aux ankyloses osseuses avec forte subluxation en dehors, aux ankyloses osseuses dépassant l'angle droit et à celles qui s'accompagnent de fistules. De plus, tous les cas justiciables de l'ostéotomie, peuvent tout aussi bien être traités par la résection qui n'est pas plus grave, et assure une correction plus parfaite. Toutefois, elle ne sera permise qu'à la condition de rester *intra-épiphysaire*.

(1) OLLIER. *Loc. cit*, t. III, p. 305-318.

Quand les tranches osseuses que l'on enlève dépassent les cartilages de conjugaison, il en résulte un arrêt d'accroissement du membre d'autant plus marqué que le sujet est plus jeune. Ce fait a été fort bien observé pour la première fois par Pemberton (1) en 1859. Il pratiqua la résection du genou chez un enfant de 12 ans ; la hauteur des parties osseuses enlevées était de trois pouces et demi.

Six ans après l'opération le membre était raccourci de 9 pouces, c'est-à-dire que l'arrêt de croissance était de 5 pouces et demi ou environ 17 centimètres. Chez un malade de Kœnig le raccourcissement consécutif était, au bout de 6 ans, de 13 centimètres et demi.

Ce fait n'a pas lieu de nous surprendre car on sait, depuis les recherches d'Ollier (2), que les extrémités gonales du fémur et du tibia sont les principaux moyens d'accroissement du membre inférieur. Cependant, comme nous le verrons ultérieurement, le raccourcissement ne doit pas leur être attribué tout entier, l'atrophie générale du membre entre en cause pour une certaine part.

Néanmoins toutes les fois que l'on fera une résection chez un enfant, il faudra à tout prix conserver les cartilages de conjugaison, et pour cela savoir à quelle distance ils se trouvent à peu près, ou en d'autres termes, quelle est la hauteur des épiphyses. Kœnig (3) s'est livré à une série de mensurations que nous avons vérifiées sans trouver des chiffres sensiblement différents des siens. Voici résumé le tableau qu'il donne :

HAUTEUR DES ÉPIPHYSES COUPE VERTICO-TRANSVERSALE		16 ANS	11 ANS	NOUVEAU-NÉ
Fémur.	Au niveau de la fossette intercondylienne.	0.020	0.019	0.009
	Niveau du condyle externe............	0.025	0.021	0.012
	Niveau du condyle interne...........	0.030	0.024	0.015
Tibia..	Milieu...........................	0.017	0.015	0.008
	Hauteur latérale interne.............	0.013	0.012	0.008
	Hauteur latérale externe.............	0.013	0.012	0.008

Pour pratiquer la résection orthopédique du genou on commence

(1) Pemberton. *British. med. Journ.*, nov. 1859.
(2) Ollier. *Acad. des sciences*, 28 janv. 1861.
(3) Kœnig. *Arch. für. klin Chir.*, t. IX, p. 190.

par mettre à nu la jointure au moyen d'une incision tégumentaire
appropriée, puis par enlever la rotule qu'on ne peut parfois séparer
du condyle externe qu'à l'aide du ciseau. On s'efforcera ensuite de
rompre les travées osseuses fémoro-tibiales par une flexion énergique. L'ablation d'un coin osseux représentant exactement l'angle
complémentaire de l'angle de flexion est plus théorique que pratique.
D'ordinaire il suffit de faire les coupes du fémur et du tibia perpen-
diculaires à leur axe, la coaptation de ces coupes placera nécessairement les deux os dans une direction rectiligne (Ollier). Les fragments
osseux enlevés ont plus ou moins la forme d'un trapèze, d'où le nom
de résection *trapézoïdale*. Si les surfaces ne s'appliquent pas très
bien, on fera une série de coupes partielles jusqu'à ce que l'adaptation soit parfaite.

Il arrive parfois que les extrémités articulaires sont fortement
usées par l'ulcération compressive et les épiphyses diminuées de
hauteur. Pour obtenir le redressement dans de pareils cas, la section
doit remonter au voisinage du cartilage de conjugaison : alors on
s'efforcera d'en conserver tout ce que l'on pourra (obs. XVII), ne
l'enlevant ni dans toute son épaisseur, ni dans toute sa largeur.
Ces destructions partielles diminueront l'activité de l'accroissement
et le rendront irrégulier il est vrai, mais mieux vaut cela qu'un
arrêt complet de développement.

Si au cours de l'opération on rencontrait quelque foyer tuberculeux dans l'os ou la synoviale, on l'enlèverait avec le plus grand soin.

Les suites opératoires de la résection du genou sont des plus simples, et la réunion par première intention est de règle. Le résultat
orthopédique immédiat est parfait, comme on peut le voir en comparant les figures (24) et (25) qui représentent la photographie d'un
genou angulaire avec luxation en dehors avant et après l'opération.
Bien que le raccourcissement puisse avoir 4 ou 5 centim., il n'entra-
vera guère la marche.

Il arrive parfois, et même plus souvent que chez l'adulte, que la
soudure osseuse ne se fasse pas et qu'il y ait pseudarthrose. D'autres
fois le cal intermédiaire peut être cartilagineux, comme l'a observé
Paschen chez un enfant de neuf ans à qui il avait amputé la cuisse
5 mois 1/2 après la résection. Mais, hâtons-nous de le dire, il y a
d'ordinaire ankylose et ankylose solide.

La résection, même lorsqu'elle reste intra-épiphysaire, peut être suivie de deux complications graves au point de vue fonctionnel : l'arrêt d'accroissement du membre et sa déformation.

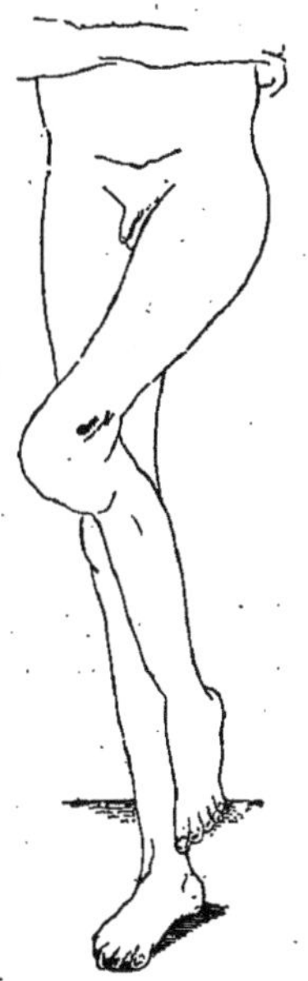

FIG. 24. — Genou fléchi sous un angle de 115° avec subluxation en dehors et ankylose osseuse. (Garçon de 12 ans.)

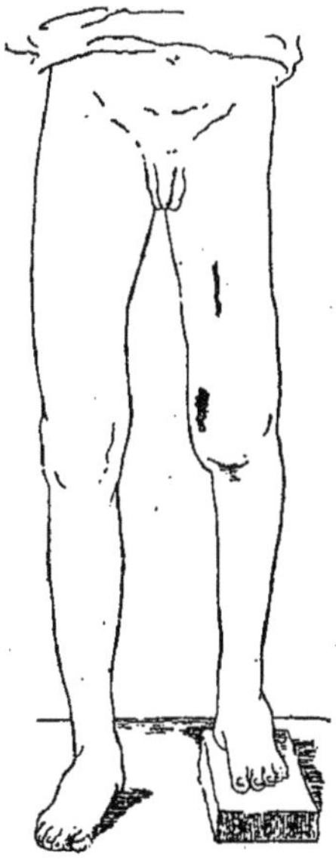

FIG. 25. — Le même après résection orthopédique du genou.

L'*arrêt d'accroissement* tient à ce que le membre frappé d'atrophie avant l'opération continue à se moins bien développer que l'autre. On a vu parfois le membre opéré s'accroître plus que le sain après la résection du genou (Ollier, Villemer, Wolf) (1). Cela tient à ce que le traumatisme est venu irriter les cartilages de conjugaison et exagérer momentanément leurs fonctions. La différence de longueur peut aller jusqu'à 3 centimètres.

Ollier et Bœckel ont constaté des faits plus curieux : il y avait d'abord un allongement du membre malade qui devenait égal, puis plus court que le sain.

Plus graves que le raccourcissement sont les *déformations consécutives* aux résections du genou dans l'enfance. Elles consistent en une flexion progressive pouvant atteindre l'angle droit qui se produit

(1) Wolf. *Berl. klin. Woch.*, 1883, p. 422.

tout aussi souvent quand l'enfant est maintenu au lit que quand il marche. Quand les deux os n'ont pas été soudés en position rectiligne, mais avec un certain degré de flexion, elle est à peu près inévitable. Cette déformation s'arrête au bout d'un certain temps et l'ankylose finit par devenir solide.

On l'a attribuée soit à la contracture des fléchisseurs (Paschen), soit à un trouble des cartilages de conjugaison dont on aurait enlevé une partie du segment postérieur. Étant donné que la flexion est spéciale à l'enfant, cette dernière opinion semble la plus probable.

On observe, bien que plus rarement, des déviations latérales et notamment le genu valgum.

On pourra jusqu'à un certain point empêcher la flexion en maintenant le genou dans une gouttière plâtrée pendant toute la durée de la consolidation, et même en faisant porter à l'enfant des tuteurs rigides jusqu'à ce qu'il ait accompli sa croissance.

Une fois la déformation produite, on ne peut guère la corriger que par une ostéotomie sus-condylienne.

La résection, on le voit, a des inconvénients et est loin de donner un résultat parfait dans tous les cas ; néanmoins c'est encore le meilleur traitement dont nous disposions pour les ankyloses non justiciables du redressement brusque ou de l'extension continue.

CHAPITRE III

Traitement général.

Le traitement général est de la plus haute importance, mais comme il n'offre rien de particulier, qu'il est celui de toutes les tuberculoses, il nous arrêtera peu. La tuberculose est une maladie infectieuse, qui a de la tendance à envahir l'organisme tout entier : une fois les foyers qui existent détruits, le chirurgien devra empêcher leur reproduction et pour cela employer tous les moyens pour améliorer l'état général de son malade.

L'une des principales ressources dont il dispose est l'hygiène, sur laquelle insiste avec raison M. Lannelongue (1) : l'enfant ne gardera pas la chambre, mais vivra le plus possible au grand air, ce qui sera d'ailleurs facile s'il a le genou immobilisé dans un bon appareil.

Le régime sera réconfortant. On pourra lui associer avec avantage les aliments gras, l'huile de foie de morue, le phosphate de chaux, les ferrugineux et tous les médicaments réputés antituberculeux, iodoforme, créosote, gaïacol, etc.

Enfin certains climats, certaines stations thermales ou maritimes semblent surtout favorables à la guérison des arthrites tuberculeuses. Sur 100 malades atteints de tumeurs blanches du genou et traités dans un milieu hospitalier, Billroth n'a eu que 42 guérisons. Au contraire, Cazin (2), à l'hôpital maritime de Berck, a obtenu les résultats suivants : tuberculoses non suppurées du genou, guérisons 74,3 pour 100, morts 2,8 pour 100 ; tuberculoses suppurées, guérisons 68 pour 100, morts 9,8 pour 100. Si l'on compare ces deux statistiques on voit que le séjour au bord de la mer procure de grands avantages ; néanmoins il ne saurait à lui seul suffire et dispenser des interventions chirurgicales.

(1) LANNELONGUE. *Coxo-tuberculose*, p. 192.
(2) CAZIN. *Influence des bains de mer sur la scrofule*. Paris, 1885.

OBSERVATIONS

Obs. VI. — *Ostéo-arthrite tuberculeuse du genou. Caverne du condyle externe du fémur : abcès symptomatique en regard communiquant avec la cavité articulaire.* (D'après une pièce conservée au musée de l'hôpital Trousseau.)

L'articulation ouverte, on trouve la synoviale épaissie et légèrement fongueuse, mais cette lésion est minime et tout à fait à son début. Pas de liquide dans l'articulation.

Extrémité inférieure du fémur. — Le cartilage permanent est conservé mais diminué d'épaisseur. Sur le condyle fémoral externe, immédiatement en arrière de l'attache du ligament latéral externe, est un orifice de 1 cent. de long sur 1/2 cent. de large communiquant avec l'articulation. Il conduit dans une caverne au-dessous de laquelle est un séquestre en voie de formation. Cette caverne est remplie de détritus caséeux et on en voit partir un vaste abcès qui s'étale au-dessus et au-dessous de la tête du péroné. Cet abcès communique avec l'articulation.

L'extrémité postérieure du condyle externe présente un léger aplatissement en rapport avec l'extrémité correspondante du tibia.

Cette extrémité (glénoïde tibiale externe) présente une forme en dos d'âne convexe au lieu d'être concave comme à l'état normal, elle correspond à la disposition inverse du fémur.

Rétraction du tendon du biceps et du ligament latéral externe.

Les lésions de la synoviale ont certainement eu pour point de départ une infection partie de la caverne fémorale.

Obs. VII. — *Ostéo-arthrite tuberculeuse du genou droit. Séquestre de la diaphyse fémorale. Séquestre de l'épiphyse libre dans la cavité articulaire. Jambe folle. Mort de cachexie. Autopsie* (fig. 5 et 6).

C. Er..., 4 ans, entre le 23 avril 1892, à l'hôpital Trousseau, salle Denonvilliers, pour une ostéo-arthrite tuberculeuse du genou datant d'un an. Il existe autour de l'articulation de nombreuses fistules qui suppurent abondamment.

L'appareil ligamenteux du genou semble totalement détruit : la jambe se meut dans tous les sens et se fléchit sur la cuisse aussi bien sur les côtés et en avant qu'en arrière. Les surfaces articulaires du fémur et du tibia sont écartées l'une de l'autre de trois ou quatre centimètres ; quand on les rapproche et qu'on les frotte l'une contre l'autre on sent une grosse crépitation qui indique des lésions ulcéreuses étendues et profondes.

Au dire des parents, la jambe était immobilisée en flexion depuis longtemps quand, il y a deux mois, sans cause connue, des abcès se sont formés, se sont ouverts spontanément à l'extérieur, en même temps la jambe se redressait et devenait douée d'une mobilité dans tous les sens.

État général très mauvais, cachexie extrême, lésion au sommet du poumon droit. Aucune opération n'est possible maintenant, l'enfant ne saurait la supporter. D'ailleurs étant donnée l'étendue des lésions, l'amputation de cuisse serait seule indiquée.

La cachexie va en augmentant. Mort le 19 mai.

Autopsie. — La cavité articulaire est pleine de pus et renferme un séquestre allongé, volumineux. La synoviale présente des fongosités dans toute son étendue, surtout au niveau des ligaments croisés dont il ne reste plus de traces. Les ligaments latéraux et postérieur ont aussi à peu près disparu. Seul l'appareil ligamenteux antérieur est intact, encadrant la rotule fort petite, presque entièrement cartilagineuse. Elle présente à sa partie supérieure et externe un petit noyau osseux ulcéré. Le tendon du triceps et le ligament rotulien fortement épaissis ont à la coupe un aspect lardacé.

Fémur. — L'épiphyse, libre dans la cavité articulaire, est diminuée de volume et profondément modifiée dans sa forme. Irrégulièrement cylindrique, elle a 5 centim. de long et 1 cent. et demi de diamètre. On peut l'appliquer à la diaphyse et reconnaître ainsi qu'elle présente une face antérieure convexe, une face postérieure concave qui se continue en haut avec une concavité semblable creusée sur le corps de l'os : il a dû y avoir à un moment une espèce de cavité glénoïde dans laquelle venait se placer le plateau tibial. La surface de l'épiphyse présente des aréoles spongieuses dilatées et gorgées de pus. Ces aréoles sont encore plus nettes sur une coupe où elles ont une coloration jaunâtre.

Il existe encore les traces du cartilage de conjugaison qui est en grande partie détruit par les fongosités.

L'extrémité inférieure du corps de l'os est si déformée qu'elle ressemble plutôt à un humérus qu'à un fémur. Elle est aplatie d'avant en arrière, taillée en bec de flûte par disparition de la partie postérieure des condyles qui s'est mise de niveau avec l'échancrure intercondylienne et le triangle situé entre les deux branches de bifurcation de la ligne âpre.

Bien qu'il n'y eût aucune lésion apparente à l'extérieur, nous avons pratiqué deux coupes l'une antéro-postérieure, l'autre transversale. Sur la première (fig. 5) nous avons reconnu un séquestre tranchant par sa coloration jaunâtre sur le reste du tissu spongieux qui est rouge et gorgé de sang. Ce séquestre a environ 2 centim. et demi de hauteur en arrière et s'étend jusqu'à la lame compacte, mais en avant et en bas il laisse une mince couche de tissu spongieux sain.

On prend une notion beaucoup plus exacte de ses dimensions et de sa forme sur une coupe vertico-transversale (fig. 6). Il correspond aux séquestres que Kœnig a appelés *cunéiformes* ; pourtant il est loin d'avoir l'aspect d'un coin et a une configuration irrégulière qui défie toute comparaison.

Ce séquestre n'est ni mobile, ni contenu dans une cavité et se continue sans ligne de démarcation avec le tissu spongieux sain dont il ne diffère que par sa coloration.

Les lésions du *tibia* sont beaucoup moins prononcées et, contrairement à ce qui a lieu la plupart du temps, elles semblent avoir été secondaires. Le plateau tibial dépourvu de son cartilage d'encroûtement et des fibro-cartilages semi-lunaires est fortement convexe dans le sens transversal, un peu moins dans le sens antéro-postérieur. Dans son ensemble il a la forme d'une tête fort régulière, qui rappelle celle de l'humérus.

Une coupe antéro-postérieure montre que ces lésions ne consistent qu'en érosions superficielles ; en effet, le tissu songieux de l'épiphyse, le cartilage de conjugaison, la diaphyse ont conservé leur aspect normal.

En résumé, nous avons affaire à une arthrite tuberculeuse dont le point de départ a été une lésion diaphyso-épiphysaire du fémur. L'examen du squelette, bien que fort altéré, nous a permis de reconnaître la déformation du genou angulaire : *glénoïde rétro-condylienne* et tête tibiale, et de reconstituer l'évolution de la maladie.

Dans une première phase qui a duré jusqu'à la fin de février environ, il y avait une luxation en arrière. Alors est survenue une poussée tuberculeuse qui a amené le décollement de l'épiphyse fémorale et une pyarthrose avec abcès périarticulaires multiples. Les ligaments ont été détruits et la jambe est devenue mobile dans tous les sens, n'étant guère fixée à la cuisse que par les téguments.

Obs. VIII. — *Infiltration tuberculeuse très étendue et centrale de l'extrémité supérieure du tibia. Gros séquestre consécutif. Perforation du tibia. Synovite tuberculeuse secondaire du genou.* (D'après une pièce déposée au musée de l'hôpital Trousseau.) (Fig. 8 et 9.)

Fille de 3 ans morte de méningite tuberculeuse. Ce séquestre considérable occupe toute l'extrémité supérieure du tibia qui est réduit à une coque osseuse extérieure. Il est mobile et libre dans sa cavité et comprend deux parties, l'une sous-jacente au cartilage conjugal la plus volumineuse, l'autre placée au-dessus dans l'épiphyse. Ce séquestre communique à l'extérieur par une grande ouverture faite dans la coque qui l'enveloppe au niveau de la tubérosité antérieure du tibia. En haut, le noyau épiphysaire communique avec l'articulation par une destruction du cartilage d'encroûtement. Les 2 séquestres sont constitués par du tissu spongieux ordinaire infiltré de tubercules. Le tibia a une forme méconnaissable. La synoviale est fongueuse mais peu épaissie.

Obs. IX. — *Arthrite fongueuse du genou. Cavité tuberculeuse considérable du tibia avec séquestre mobile. Deux larges perforations de cet os en avant. Ulcération étendue du plateau tibial.* (D'après une pièce du musée de l'hôpital Trousseau.) (Fig. 7.)

Autopsie. — Trajet fistuleux au niveau de la tubérosité antérieure, l'articulation est pleine de fongosités.

Le fémur est dépouillé de cartilage à la coupe, l'épiphyse présente une coloration jaune verdâtre, la moelle est gélatineuse par places étendues ; les aréoles sont plus larges, l'os est plus mou, plus friable. Le cartilage conjugal paraît sain ; au-dessus de lui quelques petits points brillants, demi-transparents qui sont des granulations tuberculeuses. Le tissu compact est diminué des deux tiers.

Tibia. On trouve dans son extrémité supérieure une vaste cavité tapissée par une fausse membrane à laquelle adhèrent des grains et des fragments osseux, cette fausse membrane présente des bourgeons qui s'insinuent dans les parties osseuses voisines. Autour de cette cavité les aréoles du tissu osseux sont très agrandies, il en est qui ont les dimensions d'un gros pois et quelques-unes sont remplies de moelle gélatiniforme d'un gris verdâtre. D'autres aréoles sont remplies de moelle rouge et de fongosités. L'examen histologique montre de nombreux tubercules élémentaires dans ces fongosités.

Cette cavité s'ouvre à la fois dans l'articulation et à l'extérieur, comme on peut s'en rendre compte sur la figure 7 qui représente une coupe antéro-postérieure de l'os passant un peu en dedans de la ligne médiane et dessinée d'après nature. L'ouverture articulaire, large comme une pièce de cinquante centimes, occupe le centre de la cavité glénoïde interne. Il existe deux ouvertures externes à peu près de même dimension situées : l'une en dedans, l'autre en dehors de la tubérosité tibiale antérieure. Elles sont sous-jacentes au cartilage de conjugaison et par conséquent diaphysaires.

Dans cette cavité est un séquestre mobile qui ne la remplit pas complètement. Il est évident que la synovite a été consécutive à l'irruption du foyer tibial dans la cavité articulaire.

Le lobe supérieur du poumon droit présente des noyaux d'induration formés par des îlots de pneumonie autour de granulations tuberculeuses.

Il existe dans le pli de l'aine un énorme ganglion rempli de matière caséeuse.

Obs. X. (1). — *Tumeur blanche du genou. Abcès et séquestres de la tubérosité interne du tibia. Granulations tuberculeuses.*

T..., Emile, 3 ans, entre le 9 février 1880 à l'hôpital Trousseau. Il est atteint depuis longtemps d'une tumeur blanche suppurée du genou gauche. Maigreur extrême, mange peu, et va en dépérissant jusqu'à sa mort qui survient le 17 mai.

(1) Cette observation est déjà publiée dans le livre de M. Lannelongue. *Abcès froids et tuberculose osseuse*, p. 161.

Autopsie. — Un peu de liquide dans les plèvres. Noyau crétacé au sommet d'un poumon.

Le genou gauche offre à sa partie antérieure et interne une plaie déprimée et sèche ; l'articulation est pleine de fongosités, et la coupe du fémur présente une moelle rouge et diffluente avec de nombreux points d'ostéite raréfiante dans le tissu spongieux.

Le *tibia* présente des désordres plus considérables ; sur la face articulaire de la tubérosité interne on aperçoit une grande échancrure, une excavation remplie par des fongosités et de petits séquestres. Cette ulcération se continue avec une cavité placée dans l'épiphyse du volume d'une grosse noisette ; la cavité se trouve non seulement dans l'épiphyse proprement dite mais elle occupe encore la partie de l'os située au dessous du cartilage épiphysaire, de telle sorte que ce cartilage est détruit dans une étendue correspondante au grand diamètre de la cavité. En avant le tissu osseux qui forme la paroi de la cavité est réduit à une mince coque. Les séquestres que renferme cette cavité sont de petit volume, au nombre de trois et en disproportion avec la perte de substance subie par l'os. Par une coupe antéro-postérieure on reconnaît que la cavité est tapissée par une membrane de nouvelle formation dans toute son étendue. On voit en outre l'interruption brusque dans la continuité du cartilage épiphysaire.

Cette coupe et de nouvelles faites au couteau montrent diverses altérations voisines du tissu spongieux de l'épiphyse. Ici ce tissu est pâle et anémié, en d'autres points il est grisâtre ; les aréoles sont dilatées et de distance en distance, à mesure qu'on se rapproche du canal médullaire, on aperçoit de petits points brillants arrondis ou ovoïdes. Ce sont des granulations tuberculeuses ; on les retrouve encore dans la partie supérieure de la moelle du canal médullaire.

Les ganglions lymphatiques inguinaux et poplités sont gros et présentent à la coupe des foyers caséeux du volume d'une tête d'épingle.

Obs. XI. — *Ostéo-arthrite tuberculeuse du genou. Carie diffuse des épiphyses. Mort de méningite. Autopsie.* (Fig 10.)

D..., Alexis, 7 ans, entre le 20 juin 1892, à l'hôpital Trousseau, pour la troisième fois. Il y avait fait un séjour de 6 mois au commencement de 1891 et un séjour de 2 mois en janvier et février 1892. Il a été traité par les appareils plâtrés et les pointes de feu. De nombreux abcès ont été ouverts et grattés.

État actuel. — Le membre est très amaigri et présente autour du genou 7 fistules qui conduisent dans l'articulation ; elles laissent couler du pus en abondance surtout quand on appuye sur la rotule. En les explorant le stylet s'enfonce dans l'articulation et tombe sur les extrémités osseuses dénudées et friables. Deux vastes ulcérations tuberculeuses de la peau, l'une en dedans, l'autre en dehors du genou. A la partie moyenne du mollet enfin est une fistule qui conduit directement sur la face postérieure du tibia en son milieu.

Le membre est dans la rectitude. Nombreux ganglions inguinaux et cervicaux tuberculeux.

Rien au poumon, mais état général fort mauvais, enfant cachectique. Aucun traitement n'est entrepris. Repos au lit dans une gouttière.

21 juillet. Une amélioration marquée s'étant produite, M. Jalaguier fait sous le chloroforme de l'ignipuncture à la fois dans la synoviale et les extrémités osseuses.

Pendant deux jours l'enfant va très bien, quand le 23 juillet la température monte à 40°, une méningite se déclare et la mort survient le 12 août. Est-ce l'intervention qui en a été la cause ? Il faut avouer que le terrain était peu favorable ; et d'ailleurs en interrogeant la mère nous avons appris qu'elle avait déjà perdu 5 autres enfants de méningite.

Autopsie. — Nombreuses granulations sur les vaisseaux de la pie-mère, épanchement séro-purulent au niveau de la bulbe et du plancher du quatrième ventricule.

Large ouverture du genou : la synoviale est remplie de pus, elle est tapissée par une membrane tuberculeuse. Les fongosités ont à peu près disparu, ayant subi la fonte purulente. Les fistules cutanées conduisent toutes dans le foyer articulaire.

Il ne reste plus de trace des ligaments croisés, ni des fibro-cartilages semi-lunaires. Les ligaments périphériques ont aussi disparu sauf le postérieur, aussi la jambe est-elle douée de mouvements de latéralité étendus.

Le fémur, le tibia, la rotule ne sont pas déformés, mais le cartilage d'encroûtement a partout disparu et est remplacé par une vaste ulcération dont le fond est constitué par le tissu spongieux des épiphyses. Les aréoles de ce tissu sont remplies de fongosités.

Une coupe transversale du fémur et du tibia, telle que nous la représente la figure 10, nous a permis de constater une lésion diffuse des épiphyses. Celle du tibia est presque complètement malade : on y distingue trois foyers se continuant sans ligne de démarcation avec l'os sain, dont ils ne se distinguent que par une différence de coloration. Les aréoles qui les constituent sont agrandies et remplies de matière tuberculeuse.

L'épiphyse du fémur présente trois foyers de même dimension et de même nature : comme ils sont en regard il est probable que la lésion partie de l'un des deux os s'est secondairement inoculée à l'autre. Si le malade avait survécu ces foyers auraient abouti à la formation de cavernes ou de séquestres et il en serait résulté une disparition à peu près complète des deux épiphyses.

Obs XII. — *Ostéo-arthrite tuberculeuse du genou droit. Cavernes tuberculeuses multiples de la tubérosité externe du tibia ; genu valgum consécutif. Amputation de cuisse. Guérison.* (Fig. 11, 12 et 13.)

Jeanne J..., 14 ans. Nombreuses fistules surtout à la partie interne de la jointure : elles conduisent sur les surfaces articulaires dénudées et friables. La jambe forme avec la cuisse un angle ouvert en dehors de 150° environ. En dedans saillie considérable produite par le condyle interne du fémur. Mouvements de latéralité indiquant des destructions ligamenteuses étendues. Amputation de cuisse.

Examen de la pièce. Ce qui frappe tout d'abord c'est l'obliquité de l'interligne articulaire que se dirige en bas et en dehors grâce à l'enfoncement du condyle externe du fémur dans la cavité glénoïde correspondante du tibia. Si l'on examine chaque os séparément, on trouve les lésions suivantes :

Tibia. — Rien à la circonférence du plateau, les lésions ne sont visibles qu'à sa face supérieure. La cavité glénoïde interne est recouverte de son cartilage d'encroûtement ainsi que son fibro-cartilage. Sur l'externe au contraire ils ont disparu et sont remplacés par une vaste ulcération anfractueuse, irrégulière, à paroi fongueuse. L'os a été usé, détruit en ce point, aussi le plateau tibial présente-t-il une forte obliquité en bas et en dehors : la différence de hauteur est de 1 centimètre, c'est là une des causes de la déformation. En enlevant les fongosités à la curette nous avons trouvé deux cavernes contiguës remplies de matières caséeuses. Elles s'ouvrent sur le plateau tibial, l'une en avant, l'autre en arrière par un orifice circulaire qui admet l'extrémité de l'index. La caverne antérieure s'enfonce à travers l'épiphyse et le cartilage de conjugaison qu'elle perfore pour aller se terminer dans la diaphyse. Elle a une profondeur de 2 centimètres et demi environ.

La caverne postérieure a à peu près la même largeur, mais elle est beaucoup moins profonde, elle ne dépasse pas l'épiphyse et se dirige en dedans et en arrière vers le creux poplité.

Fémur. — Les lésions sont superficielles et semblent produites par une inoculation venue du tibia. Elles consistent en une disparition du cartilage d'encroûtement et en une exulcération de l'os sur la portion articulaire du condyle externe et sur la trochlée. Cette ulcération trochléenne correspond au point qui était en contact avec la face profonde de la rotule.

Obs. XIII. — *Ostéo-arthrite tuberculeuse du genou gauche. Genou angulaire. Aplatissement des condyles par ulcération compressive. Mort de méningite tuberculeuse. Autopsie* (Fig. 19).

J... Alexandre, 4 ans et demi, entre le 12 décembre 1890 à l'hôpital Trousseau, salle Denovilliers, pour une tumeur blanche suppurée et fistuleuse datant d'un an. Le genou est fléchi à angle droit sur la cuisse, les os sont douloureux à la pression.

En janvier 1891, M. Jalaguier fait une arthrectomie : incision en U passant au-dessous de la rotule et sectionnant le ligament rotulien. La synoviale est enlevée aux ciseaux ; évidement à la curette de petits foyers caséeux situés dans l'épiphyse du tibia et d'un foyer plus volumineux occupant le condyle externe du fémur : il laisse après lui une cavité grosse comme une noix. Suture du lambeau, drainage, immobilisation dans un appareil plâtré.

Après une guérison apparente de trois mois, de nouveaux abcès se sont formés, et quand l'appareil plâtré a été enlevé la flexion du genou s'est reproduite comme auparavant.

En mai, le malade a fait une hépatite à laquelle il semblait devoir succomber, le foie débordait d'un travers de main le rebord costal, une circulation collatérale excessive indiquait une oblitération du système porte, puis tout s'est peu à peu calmé.

A plusieurs reprises il est survenu des poussées d'œdème généralisé avec prédominance sur la face et albumine dans les urines.

, Le 10 mai 1892, convulsions limitées au côté gauche du corps indiquant le début d'une méningite à laquelle l'enfant succombe le 16 mai.

Fait de la plus haute importance : depuis près d'un an le genou malade est soumis à l'extension continue à l'aide d'un poids de 2 kilogr. 500 qui le redresse complètement ; néanmoins ce traitement, malgré sa longue durée, n'a qu'un résultat apparent ; dès qu'on enlève le poids, loin de rester dans la rectitude le membre se met aussitôt en flexion, les surfaces articulaires semblant adaptées pour cette nouvelle position.

AUTOPSIE le 17 mai. — Jambe gauche très amaigrie, les muscles ont à peu près disparu. Deux trajets fistuleux en dedans et un autre en dehors de l'articulation conduisant sur les os dénudés. Une fois les téguments disséqués on constate à la capsule, en avant et sur les côtés, de larges perforations par lesquelles s'échappent des fongosités. Le ligament postérieur seul est sain. Les ligaments croisés sont à peu près détruits. Fongosités synoviales peu abondantes.

Le squelette du genou présente le type de la luxation directe en arrière par ulcération compressive. Le plateau tibial est en contact avec la face postérieure des condyles fémoraux comme dans la flexion normale du genou. L'angle que forme le fémur avec le tibia est de 90°. L'espace triangulaire à base antérieure qui sépare les deux os est rempli par le ligament rotulien allongé et doublé de fongosités..

La luxation ne se réduit pas tout à fait complètement, même en tirant avec force sur la jambe, car le ligament postérieur rétracté limite l'extension.

Fémur. — Il présente dans le sens antéro-postérieur un aplatissement de l'épiphyse qui n'est pas plus épaisse que la diaphyse, ce qui tient à la disparition de la partie postérieure des condyles, le tiers environ de leur volume. En examinant l'os d'avant en arrière dans sa partie articulaire, on le trouve ulcéré sur ses faces antérieure et inférieure : le cartilage permanent a disparu et le tissu spongieux est mis à nu, néanmoins la forme normale n'est pas altérée. Cette ulcération est en rapport avec une ulcération semblable de la rotule.

En arrière l'extrémité inférieure du fémur est creusée d'une cavité de dimensions égales à celles du plateau tibial ; elle est concave dans tous les sens et représente une sorte de *glénoïde* large mais peu profonde. Le fond de cette glénoïde est formé dans sa moitié inférieure par l'épiphyse, dans sa moitié supérieure par la diaphyse ; séparées l'une de l'autre par le bord postérieur concave, blanc bleuâtre du cartilage de conjugaison. A la limite supérieure de la glénoïde s'insère le ligament postérieur du genou d'ailleurs parfaitement sain.

Tibia. — Son plateau a perdu sa forme normale. Les fibro-cartilages semilunaires et le cartilage permanent ont disparu. Au lieu de deux cavités glénoïdes l'os est convexe dans tous les sens, et représente une *tête* qui s'adapte à la glénoïde creusée sur la face postérieure du fémur, elle est formée par le tissu spongieux ulcéré de l'épiphyse.

Rotule. — Elle est déformée et fort amincie par l'usure. En son milieu on trouve un cal fibreux trace d'une ancienne fracture spontanée : l'écart entre les deux fragments est de 1 centim. et demi environ. Le fragment supérieur, presque totalement formé de cartilage, est en rapport avec la partie supérieure de la trochlée, il renferme un petit séquestre. Le fragment inférieur, un peu plus gros, est le siège d'une caverne tuberculeuse du volume d'une lentille ; elle renferme une matière caséeuse jaunâtre. Des stalactites osseuses réunissent en certains points la rotule au fémur, de sorte qu'il y a un commencement d'ankylose, osseuse fémoro-rotulienne.

Une coupe antéro-postérieure du genou passant un peu en dehors de la ligne médiane par le condyle externe (fig. 19) montre bien la forme générale de la nouvelle articulation et le rapport des surfaces articulaires. Le tissu osseux sain est gorgé de sang ; le tissu malade infiltré de pus est jaunâtre et plus clair.

Sur le tibia la diaphyse et le cartilage conjugal sont sains ; au contraire l'épiphyse est cariée dans presque toute sa hauteur ce n'est qu'à sa jonction avec le cartilage conjugal qu'il existe une mince bande de tissu sain. L'épiphyse du fémur présente deux points tuberculeux, l'un sur sa face postérieure en contact avec le tibia, l'autre à sa face inférieure en contact avec la rotule qui présente des lésions de même nature. Enfin tout à fait à sa partie inférieure la diaphyse du fémur présente en arrière un petit point jaunâtre.

Il est facile de voir que les lésions du fémur correspondent exactement au point en contact avec le tibia et la rotule. Partout où il y a compression il y a ulcération et tuberculose, nous pouvons tirer de là une conséquence pratique : en évitant la compression, en isolant les surfaces articulaires, on pourra jusqu'à un certain point éviter les lésions osseuses.

D'un autre côté, étant donnée la déformation du fémur, la restitutio ad integrum ne saurait être obtenue. Le redressement du genou pourra à la rigueur se faire, mais il ne persistera pas ; le tibia en équilibre instable sur l'extrémité inférieure du fémur trop étroite, taillée en bec de flûte, glissera toujours en arrière dans le creux poplité et reprendra sa position pathologique : ce n'est donc que par une résection que l'on pourra mettre d'une façon stable le membre dans la rectitude.

Obs XIV. — *Ostéo-arthrite tuberculeuse du genou gauche. Genou angulaire, 18 mois de durée. Fille de 7 ans, amputation de cuisse en 1882. (Fig. 14.) (D'après une pièce conservée au musée de l'hôpital Trousseau.)*

Orifices fistuleux des téguments communiquant les uns avec l'articulation, les autres conduisant sur le squelette.

Synoviale. — La cavité articulaire est remplie de fongosités qui atteignent leur maximum autour de la rotule où la synoviale est épaissie et lardacée. Ces fongosités siègent á la fois sur les os dépouillés en grande partie de leur carti-lage et dans la synoviale.

Fémur. — Son extrémité inférieure présente les lésions suivantes : Les condyles sont dépourvus de cartilage permanent dans presque toute leur étendue : l'ulcération les a détruits en bas et en arrière dans les points où ils sont en contact avec le plateau tibial. La face postérieure des condyles présente dans son ensemble une cavité glénoïde peu profonde tapissée par des fongosités éma-nées du tissu osseux sous-jacent.

A la partie antérieure et supérieure du condyle externe est une ulcération au point de contact avec la rotule.

Tibia. — Déformation considérable, les cartilages semi-lunaires et permanent ont totalement disparu. Le plateau a d'une façon générale une direction oblique en bas et en arrière, il est devenu beaucoup plus régulier qu'à l'état normal, l'épine et les cavités glénoïdes ont disparu et l'ensemble représente assez bien une tête. Il y a plus d'un centimètre de différence de hauteur entre la partie médiane et la périphérique de cette tête. Petit séquestre en arrière de la tubé-rosité externe du tibia, contre l'articulation péronéo-tibiale supérieure qui est envahie par les fongosités.

Rotule. — Elle est encadrée de fongosités et sa surface articulaire présente une ulcération du cartilage d'encroûtement revêtant une forme elliptique et en rapport avec l'ulcération supérieure du condyle fémoral externe. De plus, on trouve sur le bord externe de la rotule un petit séquestre presque détaché. L'examen histologique des fongosités a fait reconnaître un grand nombre de follicules tuberculeux.

En résumé, les lésions osseuses semblent avoir été primitives ; le travail ulcé-ratif a amené une déformation angulaire telle que le fémur formait avec le tibia un angle de 66° regardant en bas et en arrière.

Obs. XV. — *Ostéo-arthrite tuberculeuse des deux genoux. Genou droit en flexion angulaire. Genou gauche légèrement fléchi avec rotation en dehors. Mort de méningite tuberculeuse. Tuberculose pulmo-naire.* (D'après une pièce du musée de l'hôpital Trousseau.)

Victor, 7 ans, entre le 15 avril 1887 à l'hôpital Trousseau, pour une double tumeur blanche du genou. La maladie a commencé à droite il y a 4 ans : la jambe forme avec la cuisse un angle à peu près droit, elle est luxée en arrière. A gauche lésions moins marquées ; début il y a 3 ans, subluxation de la jambe en arrière avec un léger degré de rotation en dehors. Redressement des deux membres qui sont mis dans un appareil plâtré. Le 25 juillet l'enfant commence à avoir des symptômes de méningite et il meurt le 29.

Autopsie. — Le genou droit seul a été enlevé, nous ne décrirons donc que lui.

On observe 3 vastes ulcérations cutanées, l'une sur les téguments qui recou-vrent le condyle fémoral interne, l'autre sur le condyle externe, la troisième dans le creux poplité.

La jambe est en flexion directe sur la cuisse, le condyle fémoral externe fait une forte saillie en avant et un peu en dehors. La rotule est en rapport avec ce condyle. Quand on l'en écarte on voit que sa surface articulaire est ulcérée, le cartilage d'encroûtement a disparu. Le condyle est ulcéré dans une étendue correspondante. Au contraire dans son extrémité inférieure le condyle externe est à peu près sain.

La face postérieure des condyles résorbée en partie par l'ulcération compressive du plateau tibial ne présente plus cette double saillie lisse et convexe, séparée par l'échancrure intercondylienne, mais une surface plane anfractueuse et se continuant directement en haut avec le plan poplité compris entre les deux branches de bifurcation de la ligne âpre.

Le plateau tibial déformé, ulcéré, présente une configuration en rapport avec la face postérieure des condyles fémoraux.

Les deux surfaces s'emboîtent réciproquement ; aux aspérités de l'une correspondent les anfractuosités de l'autre.

Les ligaments croisés sont demeurés intacts, mais ils sont recouverts de fongosités.

Obs. XVI. — *Ostéo-arthrite tuberculeuse du genou droit. Genou angulaire très prononcé. Ulcération dans les points en contact.* (D'après une pièce du musée de l'hôpital Trousseau.)

Synoviale très fongueuse.

Tibia. — Ses plateaux sont le siège d'un travail ulcéreux considérable. Au lieu d'un plan horizontal la face supérieure du plateau est très inclinée en bas et en arrière. Il y a en certains points 1 cent. et demi de différence entre le niveau antérieur et le niveau postérieur de l'épiphyse. Il en résulte que le tibia a pu glisser d'avant en arrière et se mettre en rapport avec la face postérieure des condyles fémoraux.

Fémur. — Les altérations sont surtout prononcées en arrière dans la partie la plus reculée des condyles, là où le tibia était en contact avec eux, et où il existait une pression des surfaces articulaires l'une contre l'autre. En ce point les cartilages sont détruits et les condyles ulcérés.

En avant il existe une ulcération à la partie supérieure de l'espace intercondylien, là où la rotule reposait depuis longtemps. Cette ulcération empiète un peu plus sur le condyle externe que sur l'interne.

Rotule. — Présente sur sa face postérieure une ulcération qui a détruit tout le cartilage d'encroûtement.

La face postérieure de la jambe venait s'appliquer sur la face postérieure de la cuisse sans qu'il fût possible de les séparer, ce qui tenait à une rétraction de la partie postérieure de la capsule articulaire et des muscles du creux poplité.

Obs. XVII. — *Ostéo-arthrite tuberculeuse du genou gauche. Genou angulaire. Subluxation du tibia en arrière et en dehors avec incurvation diaphyso-épiphysaire. Résection du genou.* (Fig. 22, 24, 25.)

F..., Adolphe, 12 ans, entre à l'hôpital Trousseau, salle Denonvilliers, le

10 mars 1892. La mère est morte il y a 6 mois de tuberculose pulmonaire. Le père ainsi qu'un frère et une sœur sont bien portants. L'enfant n'a eu aucune maladie antérieure. Début à l'âge de 2 ans, immobilisation, compression, guérison apparente. A partir de 3 ans l'enfant peut marcher jusqu'à 7 ans ; mais à cet âge nouvelle poussée, déformation et depuis le membre est devenu inutile et la marche n'a pu s'effectuer qu'avec des béquilles. A 9 ans, abcès de la face interne de la cuisse conduisant probablement sur le fémur : ouverture au bistouri, il laisse une cicatrice longue de 8 centim. Un an plus tard nouvel abcès au niveau de l'interligne.

Depuis, nouvelle série d'abcès, survenant à intervalles plus ou moins irréguliers, s'ouvrant spontanément et durant plusieurs mois à l'état fistuleux.

État général assez bon ; l'enfant est pourtant petit pour son âge. Pas de tuberculose pulmonaire ou viscérale.

État actuel. — L'extrémité inférieure du *fémur* a sa direction normale, fmais les condyles sont hyperostosés. La rotule est sur la face inférieure du émur, entre les 2 condyles, elle a en un mot la situation que d'ordinaire elle occupe dans la flexion du genou à angle droit ; au-dessus d'elle on sent la gouttière sus-trochléenne en partie comblée par le tendon rotulien. La rotule est immobile dans sa position, elle semble fixée par des adhérences fibreuses périphériques ; peut-être y a-t-il soudure osseuse. Elle n'est pas augmentée de volume. Elle n'occupe pas exactement la ligne médiane, mais est un peu déjetée en dehors, à cheval plutôt sur le condyle externe. Les condyles fémoraux sont douloureux à la pression, ils sont augmentés d'un tiers et surtout aux dépens de leur face externe. Il est difficile de les délimiter en bas, soudés qu'ils sont au tibia.

Tibia. — Son épiphyse est subluxée sur le fémur, elle est portée en arrière en rapport avec la face postérieure des condyles, l'inférieure étant en contact avec la rotule. Elle a de plus subi un glissement en dehors. La face articulaire soudée au fémur regarde en haut, en avant et en dedans, de sorte que l'interligne a une direction oblique en bas et en dedans au lieu d'être transversale. Les lésions de cette épiphyse sont les mêmes qu'au fémur ; hyperostose et douleur à la pression.

Si le corps de l'os continuait la direction de l'épiphyse, l'axe de la jambe se dirigerait très obliquement en bas et en dehors, formant avec la cuisse un angle ouvert en dehors dans le même sens, mais il n'en est rien, car une inflexion, une coudure du tibia au niveau du cartilage de conjugaison vient donner à la jambe une direction oblique en bas et en dedans. Grâce à cette inflexion, la partie externe du plateau tibial et la tête du péroné font une forte saillie sous les téguments.

Le membre a en quelque sorte 3 axes, comme on peut s'en rendre compte sur la figure 22 ; l'un, celui du fémur, est vertical, ou plutôt légèrement oblique en bas et en dedans ; l'autre, formé par l'épiphyse tibiale, est oblique en bas et en dehors, formant avec le premier un angle de 150° regardant en dehors ; enfin le troisième, représenté par la crête du tibia, est oblique en bas et en dedans et forme avec le second un angle de 140° dont l'ouverture regarde en bas et en dedans. Il existe en outre une flexion de la jambe sur la cuisse (fig. 24) sous un angle de 115°.

Le genou est *ankylosé* dans cette position : on lui imprime des mouvements à peine sensibles qui font beaucoup souffrir le malade.

La circonférence du genou malade est de 30 cent. et celle du genou sain de 26.

On trouve sur les téguments qui revêtent le condyle interne du fémur une cicatrice étoilée et déprimée, trace d'une ancienne suppuration osseuse. Même cicatrice à la face interne du tibia au niveau du cartilage de conjugaison.

En dehors la peau qui revêt l'articulation est le siège de troubles trophiques : elle est lisse, amincie, violacée, et présente par places de petites ulcérations atones. Développement exagéré du système pileux de tout le membre. Atrophie considérable des muscles de la jambe, et plus encore de la cuisse.

Atrophie du squelette ; le péroné, beaucoup moins gros que celui du côté opposé, vient au contact du tibia, le ligament interosseux ayant à peu près disparu.

Pas de ganglions poplités ni inguinaux.

Résection du genou, le 26 mars, par M. Jalaguier. — Il explore d'abord une fistule située à la partie externe de la jambe de laquelle il fait sourdre du pus en pressant sur les téguments, elle mène sur un os dénudé ; grattage et cautérisation au chlorure de zinc de cette fistule qui a fait un vaste décollement sous la peau.

Incision transversale de l'articulation passant au niveau de l'interligne et comprenant les trois quarts de la circonférence du genou, section du ligament rotulien. Ablation de la rotule qui a sa face profonde ulcérée, anfractueuse, et qui était soudée au fémur sur la lèvre externe de la trochlée.

L'articulation étant ouverte, on constate les lésions très avancées que voici : les deux os laissent entre eux un angle dièdre ouvert en avant, lequel est rempli par des fongosités : une fois enlevées, on remarque sur le fémur une véritable excavation correspondant au contact rotulien. Le plateau tibial est venu se placer derrière les condyles et est soudé à eux par des jetées osseuses périphériques qu'il est assez facile de rompre en exagérant la flexion du genou. Section à la scie de l'extrémité articulaire du fémur d'abord, puis de celle du tibia. La jambe se place alors dans l'axe de la cuisse en formant toutefois un varus léger. Rapprochement des os à l'aide de deux points de catgut. Suture à deux étages des téguments : l'un profond pour la capsule et les aponévroses ; l'autre superficiel pour la peau. Drainage. Pansement au salol, immobilisation dans une gouttière plâtrée.

Examen des pièces. — Le fragment de fémur enlevé a une hauteur de 15 millimètres à sa partie moyenne, au niveau de l'échancrure intercondylienne, mais à ses deux extrémités, qui correspondent aux condyles, il a 23 millimètres environ. Le cartilage de conjugaison a été enlevé en totalité en dehors, mais il en est resté un petit fragment en dedans. En somme la section a porté au niveau même du cartilage.

La tranche enlevée au tibia a 21 millimètres et a passé au-dessous du cartilage de conjugaison.

G.

Il a été absolument impossible pour redresser le genou de faire une résection intra-épiphysaire.

Suites opératoires. — Les 5 premiers jours le malade va très bien, quand une élévation de température (39°) se montre sans que pourtant l'état général soit inquiétant, elle persiste jusqu'au 5 avril.

Pansement; un petit abcès superficiel s'est formé au côté externe du genou et s'est ouvert spontanément. Nouvel appareil plâtré. La température tombe à 37°.

Pansement le 4 mai. Le malade peut lever la jambe seul, mais la consolidation n'est pas encore complète. Petites ulcérations tuberculeuses en dehors, elles ne dépassent pas le tissu cellulaire sous-cutané.

25 juin: Ablation de l'appareil plâtré, photographie (fig. 25). Bien que la consolidation soit faite, une nouvelle gouttière est appliquée pour éviter les déformations secondaires.

Exeat le 2 juillet; la marche n'est permise qu'avec des béquilles. Si l'on considère les figures 24, 25 faites l'une avant l'autre après l'opération, on voit que le résultat est excellent; il y a, il est vrai, un raccourcissemment de 5 à 6 centim. mais il pourra être corrigé en partie par l'inflexion du bassin, en partie par un soulier à semelle épaisse. Dans tous les cas ce membre lui sera beaucoup plus utile qu'un moignon d'amputation de cuisse.

Obs. XVIII. — *Ostéo-arthrite tuberculeuse du genou gauche. Genou angulaire. Subluxation du tibia en arrière et en dehors avec incurvation diaphyso-épiphysaire. Résection du genou.* (Fig. 20 et 21.)

K..., Marcel, 7 ans, entre le 23 juillet 1892, à l'hôpital Trousseau, pour une ostéo-arthrite tuberculeuse datant de cinq ans.

Rien de tuberculeux dans les antécédents. Aucune maladie antérieure.

Dès son apparition l'arthrite a été traitée par les vésicatoires et les pointes de feu. Restée sèche pendant un an, elle a suppuré ensuite. Il existe actuellement deux traces de fistules anciennes, l'une au creux poplité, l'autre à la partie antéro-externe du genou; toutes deux semblent avoir eu pour origine une ostéite tuberculeuse du fémur. Depuis deux ans l'affection est éteinte, et ce qui gêne le malade c'est son attitude vicieuse qui empêche le membre de porter à terre pendant la marche. Cette attitude est la conséquence du traitement : à aucun moment le genou n'a été immobilisé dans un appareil.

État actuel. — La peau du genou est amincie et présente les traces des pointes de feu et des fistules. La jambe est moins volumineuse que celle du côté sain ; il en est de même de la cuisse. Le contraste est rendu encore plus évident par la saillie énorme du genou, qui a 27 centim. 5 de circonférence, tandis que celui du côté sain n'a que 23 centim. Atrophie des muscles de la jambe et surtout de la cuisse.

Ce qui frappe dans ce membre inférieur, c'est sa déformation qui est le type de la tumeur blanche du genou abandonnée à elle-même : flexion de la jambe sur la cuisse, subluxation du tibia sur le fémur en haut et en dehors avec incurvation au niveau de son cartilage de conjugaison.

Examinons de plus près cette déformation :

Si nous regardons le membre de profil, nous voyons que la jambe est fléchie sur la cuisse de façon à former avec elle un angle de 135° ; au sommet de l'angle saille la tête du péroné.

Le regardons-nous au contraire de face, le fémur semble déjeté en dedans, le condyle interne fait une forte saillie sous les téguments et y dessine ses formes : on voit même l'échancrure intercondylienne. Au-dessous de lui se trouve le tibia déjeté en masse en dehors avec le péroné qui l'a suivi dans son déplacement, le plateau tibial repose tout entier sur le condyle fémoral externe usé obliquement en haut et en dehors pour le recevoir.

Étant donné cette déformation, l'axe du tibia devrait se diriger en bas et en dehors en formant avec l'axe du fémur un valgus très prononcé, mais il n'en est rien ; l'axe de la jambe est à peu près dans le même plan que celui de la cuisse ; ce qui tient à une inflexion du tibia au niveau de son cartilage de conjugaison, inflexion qui se dessine sous forme d'une courbure à concavité interne. Il y a en réalité trois axes dans le squelette du membre : celui du fémur légèrement oblique en bas et en dedans ; celui de l'épiphyse tibiale oblique en bas et en dehors, et formant avec lui un angle de 146° qui regarde en dehors et en haut. Enfin il y a un troisième axe, celui de la diaphyse du tibia oblique en bas et en dedans et formant avec le deuxième un angle de 148° qui regarde en dedans et un peu en bas.

La rotule est située au devant du condyle externe sur lequel elle est fixée par des liens fibreux.

Le genou n'est pas complètement ankylosé, il a encore conservé quelques petits mouvements qui causent de la douleur et s'accompagnent de craquements.

Longueur de la jambe saine mesurée de l'épine iliaque antéro-supérieure à la pointe de la malléole externe, 57 cent., celle de la jambe malade étant de 52. Donc raccourcissement de 5 cent. La marche sans béquilles est impossible le pied ne touchant le sol que par sa pointe. D'ailleurs depuis 3 ans l'enfant ne marche qu'avec des béquilles.

Bon état général. Pas de tuberculose pulmonaire.

Opération. — Le 15 août avec les conseils et l'aide de notre maître, M. Jalaguier nous pratiquons la résection du genou. Les téguments sont incisés suivant une ligne courbe à concavité supérieure qui rase en bas la pointe de la rotule en sectionnant le ligament rotulien. Ouverture de la jointure, ablation de la rotule à l'aide de ciseaux courbes : elle est soudée au fémur par des adhérences en partie osseuses, en partie fibreuses. Point de fongosités : on a en somme affaire à une tumeur blanche guérie en position vicieuse.

En exagérant la flexion du genou on sépare facilement le tibia du fémur : les deux os sont unis l'un à l'autre par des liens fibreux périphériques sans aucune attache osseuse. Section de l'extrémité articulaire du fémur d'abord, puis de celle du tibia. Les surfaces sectionnées une fois rapprochées s'adaptent parfaitement et la jambe se place dans la direction de la cuisse.

Deux points de suture osseuse au catgut.

Un premier plan de sutures profondes comprenant la capsule et l'aponévrose, un second plan superficiel pour les téguments. Deux petits drains à chaque extrémité de la ligne de suture ; pansement au salol. Gouttière plâtrée.

L'examen des fragments osseux enlevés a montré que les déformations n'étaient pas très prononcées, elles consistaient en une destruction de la partie postérieure et inférieure du condyle externe et en une érosion du plateau tibial qui était dépourvu de son cartilage d'encroûtement et de ses fibro-cartilages.

La hauteur des fragments osseux est pour le fémur de 8 millim. au niveau de l'échancrure intercondylienne et de 14 millim. au condyle interne où il est le plus épais. La hauteur du fragment tibial est de 1 cent. au niveau de l'épine.

En somme la résection a été sur les deux os intra-épiphysaire, il y a donc tout lieu de croire que le membre continuera à grandir.

Suites opératoires. — Pendant les deux premiers jours l'enfant va très bien, quand le soir du troisième jour la température monte à 39° : abattement, pas de douleurs au niveau du genou.

18 août. 39°,5 une éruption non douteuse de rougeole se montre. Elle a d'ailleurs une marche régulière et est terminée le 22 août.

Le 29. Un petit abcès superficiel sous-cutané s'est formé à la face interne de la jointure. Ouverture. La température tombe à la normale.

6 septembre. Pansement, presque plus de suppuration.

Le 12. Pansement, guérison de l'abcès.

7 octobre. Application directement sur le membre d'une gouttière plâtrée, la consolidation est à peu près faite et en bonne position, le raccourcissement de 2 cent. 5 à 3 cent.

OBS. XIX. — *Ostéo-arthrite tuberculeuse du genou droit. Genou angulaire avec subluxation de la jambe en dehors.* (D'après une pièce du musée de l'hôpital Trousseau.)

Garçon de 6 ans, mort le 15 janvier 1885, après une durée d'un an et demi. A l'examen de la pièce on constate un genou angulaire avec luxation du tibia en dehors. On trouve en dedans une saillie formée par le condyle fémoral interne très développé, et au-dessous de lui un vide dû à l'absence de la tubérosité interne du tibia. En dehors, au contraire, le condyle fémoral externe est débordé de plus de 1 centimètre par le plateau tibial. Il existe des mouvements de latéralité qui permettent à la jambe d'être portée plus en dehors encore, mais il est impossible de la mettre dans l'extension. On peut augmenter la flexion de la jambe sur la cuisse et alors le plateau tibial se place derrière le fémur. La rotule n'occupe plus l'espace inter-condylien, mais est située au-dessus du condyle externe.

Etat de la peau : Elle est amincie et présente une ulcération au niveau de la tubérosité interne du tibia. Un trajet fistuleux conduit dans l'articulation. Si l'on prolonge l'axe de la crête tibiale antérieure, il passe en dehors du condyle externe du fémur.

La *synoviale* est le siège de productions fongueuses abondantes et l'articulation est remplie d'un liquide séro-purulent. Les ligaments latéraux et croisés sont en grande partie envahis par des fongosités; les fibro-cartilages semi-lunaires ont disparu.

Fémur. — Le condyle interne est le moins malade, il est seulement dépourvu de son cartilage d'encroûtement, en dehors de lui, existe une ulcération osseuse qui a presque complètement détruit le condyle externe. Cette vaste cavité ulcéreuse contient quelques petits séquestres et se prolonge surtout en arrière, aussi l'extrémité inférieure du fémur se termine-t-elle en bec de flûte, la portion épiphysaire externe ayant tout à fait disparu.

Sur le *tibia* les lésions sont moins avancées et siègent surtout sur la tubérosité externe en rapport avec la caverne fémorale précitée. Cette tubérosité est dépourvue de cartilage et a pris une forme convexe. La portion externe du plateau tibial, luxée en dehors du fémur, a conservé son fibro-cartilage.

La face articulaire de la rotule est ulcérée, il n'y a plus trace de cartilage, elle s'applique sur une surface correspondante du condyle externe, le triceps fémoral qui lui fait suite est en grande partie en dehors de ce condyle externe.

OBS. XX. — *Ostéo-arthrite tuberculeuse du genou gauche. Luxation du tibia en arrière, la jambe étant en extension.* (Fig. 23.)

O..., Jeanne, 7 ans, entrée à l'hôpital Trousseau le 18 août 1891. La maladie remonte à six mois, elle a été traitée par des vésicatoires et des pointes de feu qui ont laissé de nombreuses traces. La jambe est fléchie à angle droit sur la cuisse il existe une augmentation des extrémités osseuses et un abcès du volume d'un œuf à la face externe du genou. Incision et grattage, on tombe sur le condyle externe du fémur dont les parties fongueuses sont évidées à la curette. La guérison ne s'obtient pas, il persiste une fistule. De nouveaux abcès se forment, ils sont incisés et grattés en décembre 1891 et en mars 1892.

23 juillet 1892, amélioration considérable, les fongosités ont à peu près disparu et sont remplacées par un tissu fibreux. Deux fistules osseuses externes persistent encore, l'une longe le bord externe de la rotule et conduit sur le condyle dénudé ; l'autre, située à 6 centim. au-dessus et un peu en arrière, conduit sur le bord externe du corps du fémur. Le genou présente toujours le même degré de flexion : de plus on constate de la façon la plus nette une incurvation diaphyso-épiphysaire du tibia dont la concavité regarde directement en avant.

Redressement sous le chloroforme, immobilisation dans un appareil plâtré. Pendant ce redressement, au lieu de venir se mettre en contact avec l'extrémité inférieure du fémur, le plateau tibial s'est luxé dans le creux poplité et la jambe s'est étendue sur la cuisse.

22 août. Examen du membre qui est le type de la luxation du tibia dans le creux poplité. Le genou fait une saillie énorme en avant, au-dessous de lui est une dépression arrondie qui va rejoindre la face antérieure de la jambe. Cette

dépression est due et à la luxation du tibia et à une incurvation en avant de cet os au niveau de son cartilage de conjugaison.

Par le palper on constate que c'est l'extrémité inférieure du fémur qui dessine la saillie du genou, on y reconnaît même l'échancrure intercondylienne et la rotule. Le plateau du tibia se sent nettement sous forme de saillie dans le creux poplité, il se voit même quand on imprime à la jambe de petits mouvements alternatifs de flexion et d'extension. Quand on regarde le membre de profil on voit que l'axe de la jambe se trouve en arrière de celui de la cuisse et que, prolongé en haut, il rencontrerait le corps du fémur à peu près à sa partie moyenne.

Longueur du membre sain mesurée de l'épine iliaque antéro-supérieure à la pointe de la malléole externe, 52 centimètres, le membre malade n'ayant que 49 centimètres et demi.

Le genou peut encore exécuter de petits mouvements, mais il marche vers une ankylose ostéo-fibreuse complète, la rotule étant déjà soudée au fémur. Le redressement, bien que le tibia soit resté en arrière, aura rendu un grand service à l'enfant qui pourra très bien marcher avec un membre ankylosé et raccourci de 2 centimètres et demi.

Obs. XXI. — *Ostéo-arthrite tuberculeuse du cou-de-pied gauche.*
Hydarthrose tuberculeuse aiguë du genou gauche.

T..., Joseph, 17 ans, laitier, entre le 30 janvier 1888, à la Charité, dans le service du professeur Trélat, salle Sainte-Vierge, lit n° 21, pour une tumeur blanche du cou-de-pied.

Antécédents. — Père mort de tuberculose. Quant au malade, il s'est toujours bien porté jusqu'en octobre 1886, époque à laquelle il eut une pleurésie guérie par les vésicatoires.

Début, il y a un an, par une entorse du cou-de-pied gauche qui ne s'est jamais bien guérie et s'est peu à peu transformée en tumeur blanche. A l'entrée, on constate une forme molle de tumeur blanche, les lésions d'ordre fongueux siègent surtout en avant (gaine des extenseurs), en dehors (gaine des péroniers), en dedans (gaine du canal calcanéen).

Le cou-de-pied est doublé de volume, la peau est rouge, chaude, luisante. Aucune douleur osseuse à la pression, mouvements difficiles.

4 février. Pointes de feu profondes, immobilisation dans une gouttière plâtrée, compression.

15 mars. Nouvelle application de pointes de feu.

10 avril. Ablation de l'appareil plâtré, le membre est placé dans une gouttière métallique.

Le samedi soir 14 avril, à la contre-visite, le malade ne présente absolument rien au genou ; le lendemain matin on constate une hydarthrose très abondante. Elle était survenue pendant la nuit à l'insu du malade, sans douleur, sans cause, le membre étant depuis deux mois et demi immobilisé dans une gouttière.

A la vue, on constate un gonflement très prononcé du genou. Le cul-de-sac sous-tricipital distendu se dessine sous les téguments. La peau est rouge, tendue, douloureuse.

La mensuration faite au milieu de la rotule donne comme circonférence du genou malade 40 cent. ; celle du genou sain n'étant que de 36. A deux travers de doigt au-dessus de la base de la rotule on a 35 cent. 5 du côté sain, 39 du côté malade. La tension est telle que l'on a peine à percevoir le choc rotulien.

Le mardi 17 avril, la tension est moins considérable, on perçoit beaucoup mieux le choc. De plus, quand on exerce une pression brusque sur la rotule, elle vient frapper les condyles en produisant un bruit caractéristique.

Aucune douleur à la pression sur le fémur le tibia et la rotule, ce qui indique nettement l'absence de lésions osseuses.

Œdème de la jambe dans sa totalité. Mouvements du genou à peu près nuls et causant une grande douleur.

Application d'un large vésicatoire volant sur le côté externe de l'articulation, qui est immobilisée dans une gouttière.

Le 25. La rougeur des téguments, la douleur, le gonflement ont augmenté, en effet la mensuration donne une circonférence de 42 cent. au lieu de 40 ; nouveau vésicatoire sur le côté interne de l'article.

2 mai. Un peu d'amélioration, le liquide est moins abondant, le choc rotulien est encore très net. Rougeur des téguments, douleurs moins marquées.

Le 18. Le liquide a diminué dans de très grandes proportions, le genou a presque son volume normal. Mais les lésions de la tibio-tarsienne ont progressé ; les signes pulmonaires sont également plus marqués, l'état général plus mauvais. Ramollissement dans le tiers supérieur du poumon droit, obscurité au sommet gauche.

1er juin. Plus de liquide, les mouvements sont en partie revenus, mais la rotule est absolument fixée.

Le 15. La rotule est devenue mobile ; on perçoit un épaississement de la synoviale surtout au niveau du cul-de-sac sous-tricipital. La pression sur les extrémités osseuses du fémur et du tibia est douloureuse.

Les lésions pulmonaires s'aggravent rapidement et le malade meurt le 10 septembre.

Autopsie. — Nous ne décrivons que les lésions du genou. A l'ouverture de l'articulation il s'écoule un peu de synovie d'apparence normale. La face interne de la synoviale est congestionnée dans toute son étendue : on y remarque un semis de granulations très abondantes surtout au niveau de ses attaches au tibia. Du volume d'une tête d'épingle, d'une coloration blanc jaunâtre, elles font une légère saillie à la surface de la séreuse.

Quelques fongosités peu volumineuses d'ailleurs au pourtour de la rotule qu'elles encadrent, au niveau des ligaments croisés et des condyles du fémur. Les lésions osseuses sont superficielles et consistent en ulcérations des points en contact.

L'examen histologique qu'a fait M. Dubar ne laisse aucun doute sur la nature tuberculeuse de l'affection.

Obs. XXII. — *Ostéite tuberculeuse du grand trochanter droit. Hydarthrose tuberculeuse aiguë du genou du même côté.*

S..., Georges, entre le 4 juillet 1887, à la Charité, dans le service de M. le professeur Trélat (suppléé par M. Segond), salle Sainte-Vierge, lit nº 25, pour une vieille affection de la région trochantérienne droite.

Elle a débuté en décembre 1885 par un énorme abcès froid. M. Trélat, dont le malade avait alors réclamé les soins, lui fit 5 ponctions suivies d'injections d'éther iodoformé. Ce traitement dura 2 ans et demi pendant lesquels le malade sortit plusieurs fois de l'hôpital très amélioré.

10 juillet 1887. L'abcès s'étant reproduit pour la sixième fois le malade présentant des signes de tuberculose pulmonaire assez avancée, M. Segond pratiqua l'évidement du grand trochanter atteint d'ostéite tuberculeuse.

Les suites de l'opération furent médiocres, la suppuration s'éternisa de longs mois, les lésions pulmonaires s'aggravèrent et c'est dans ces circonstances qu'apparut l'hydarthrose du genou.

1ᵉʳ décembre 1887. Vers deux heures du soir, sans cause connue, le malade qui gardait le lit, avait la jambe droite immobilisée dans une gouttière métallique, a vu son genou droit grossir brusquement. En moins de deux heures il avait, dit-il, doublé de volume. Les renseignements que le malade donne sont nets et précis et ne laissent aucun doute à cet égard. Le lendemain matin à la visite, M. Barette constate une hydarthrose considérable avec rougeur, tension des téguments, douleur à la pression et impotence fonctionnelle complète.

Il ordonne un vésicatoire, puis au bout de quelques jours un second et un troisième.

L'hydarthrose mit environ un mois à disparaître. Mais le genou continua à être un peu plus gros que celui du côté opposé et douloureux à la pression.

1ᵉʳ janvier. Pointes de feu.

Quand nous vîmes le malade dans le courant de février, nous constatâmes que sa lésion trochantérienne était à peu près guérie.

Son genou était toujours un peu gros, il n'y avait pas de liquide dans l'articulation.

La synoviale était un peu épaissie dans toute son étendue, mais surtout audessous de la rotule de chaque côté du ligament rotulien. Elle donnait la sensation mollasse de fongosités.

Les extrémités osseuses et en particulier les condyles fémoraux étaient un peu plus gros que du côté sain.

La pression révélait une douleur très manifeste sur le condyle externe du fémur, la tubérosité externe du tibia et la rotule surtout.

Les mouvements de flexion et d'extension étaient peu étendus et très douloureux.

Amyotrophie totale du membre, mais plus accentuée sur le triceps fémoral.

Du 15 février au 20 avril peu de modifications du côté du genou qui devint seulement un peu plus gros et plus douloureux.

20 avril, mort par les progrès de la lésion pulmonaire.

Autopsie faite le 22 avril. — Poumons : vaste caverne au sommet du poumon droit ; caverne plus petite dans le poumon gauche, ramollissement dans le reste de leur étendue. Trochanter. Le fragment d'os enlevé s'est complètement reproduit et il reste peu de traces de l'opération.

Articulation du genou. 1° *Capsule et ligaments croisés.* — La capsule est un peu épaissie et infiltrée, les tissus environnants ont un aspect lardacé.

Les ligaments croisés ont subi des altérations plus profondes.

L'antérieur est détruit à son attache inférieure, ce qui se comprend puisque la portion du plateau tibial sur lequel il s'insère est ulcérée.

Le postérieur est, au contraire, détruit à son attache supérieure à l'échancrure inter-condylienne.

2° *Synoviale.* — A l'ouverture il ne s'écoule point de liquide de l'articulation. La synoviale est un peu épaissie et terne, elle a perdu son aspect brillant.

Sa face interne est par places rouge et fortement congestionnée.

Elle présente, surtout dans le cul-de-sac sous-tricipital, des granulations miliaires, assez abondantes, grosses comme une tête d'épingle ou un grain de millet, de coloration jaunâtre, de forme arrondie. Elles font une légère saillie manifestement appréciable à la vue à la surface de la séreuse.

Ces granulations sont évidemment de nature tuberculeuse.

On trouve en outre des fongosités groupées en certains points :

Point d'insertion de la synoviale au bord postérieur du fibro-cartilage semilunaire interne ; condyle externe du fémur ; échancrure inter-condylienne ; bord interne de la rotule.

Ces fongosités ont un aspect rougeâtre, une consistance mollasse. Des fragments ont été confiés à M. le Dr Dubar qui en a fait l'examen au laboratoire du service. Il y a trouvé des tubercules avec leur structure caractéristique ; mais tous les examens qu'il a pratiqués pour la recherche des bacilles ont été infructueux.

3° *Os et cartilages.* — Le cartilage d'encroûtement des condyles fémoraux est d'un blanc mat ; de plus il est détruit en certains points.

La face articulaire du condyle externe présente une large ulcération empiétant sur l'échancrure inter-condylienne. Le cartilage a tout à fait disparu et à la partie centrale de l'ulcération l'os est détruit dans une épaisseur d'environ un demi-centimètre.

Le condyle interne présente à l'union de sa face inférieure avec l'interne une ulcération de forme ovalaire beaucoup plus petite et plus superficielle.

Le plateau tibial présente des lésions qui, comme pour le fémur, sont plus prononcées en dehors qu'en dedans.

La cavité glénoïde externe est ulcérée dans toute son étendue, l'os est intéressé dans une faible épaisseur. Le fibro-cartilage semi-lunaire flotte dans la cavité articulaire, ses moyens d'attache ayant été en partie détruits.

La cavité glénoïde interne présente à sa partie postérieure une petite ulcération lenticulaire remplie par des fongosités rougeâtres.

Le cartilage qui tapisse la face postérieure de la rotule a complètement disparu ; l'os est en voie de destruction ce qui explique les douleurs intenses que ressentait le malade quand on pressait sur cet os.

Rien au péroné et à l'articulation péronéo-tibiale supérieure.

Obs. XXIII. — *Ostéo-arthrite tuberculeuse du genou. Pyarthrose tuberculeuse. Arthrotomie. Grattage.*

Herr., Joséphine, 13 ans, entre à l'hôpital Trousseau le 25 mars 1892. A l'âge de 7 ans, la malade a ressenti ses premières douleurs dans le genou. Immobilisation, teinture d'iode, guérison apparente au bout de 6 mois. A 9 ans récidive pour laquelle l'enfant entre dans le service et y reste 4 mois, appareil plâtré, pointes de feu. Séjour de 18 mois à l'hôpital maritime de Berck. Au retour, bon état général, ne souffre point, marche sans fatigue ; cet état dure 2 ans.

1er mars 1892, sans cause apparente surviennent de violentes douleurs qui forcent la malade à s'aliter, le genou grossit rapidement et atteint en 8 jours le volume qu'il a actuellement. Perte d'appétit, fièvre, insomnie, amaigrissement rapide.

État actuel. — Le genou énorme mesure 12 centim. de circonférence de plus que celui du côté sain. La forme est assez régulière, pourtant on voit se dessiner deux saillies, l'une au niveau de la tubérosité interne du tibia, l'autre dans le cul de-sac tricipital. La peau est rouge, luisante, chaude, et sillonnée par des veines dilatées. Le palper révèle des signes non douteux d'une collection liquide intra-articulaire sous une grande tension, aussi le choc rotulien ne peut-il être obtenu.

La pression sur les os réveille une douleur faible au fémur, plus marquée à la rotule et atteignant son maximum sur la tubérosité interne du tibia qui doit contenir un foyer tuberculeux en évolution.

La température, 38°,5, la douleur, la rougeur des téguments indiquent selon toute probabilité une collection purulente.

Arthrotomie le 28 mars. — Incision de 8 centimètres sur la face externe de l'articulation ; on tombe sur une vaste collection purulente avec des grumeaux caséeux. Cet abcès communique avec l'articulation par un orifice situé en arrière du ligament rotulien : le doigt introduit dans cet orifice l'agrandit et dès qu'il est retiré, l'articulation se vide de son contenu purulent. Incision semblable en dedans, elle ouvre un abcès plus petit et qui est indépendant de l'articulation, il a son point de départ dans un foyer caséeux du tibia.

Grattage à la curette de la face interne de la synoviale qui est recouverte par une membrane tuberculogène analogue à celle d'un abcès froid.

Évidement de la moitié interne de l'épiphyse du tibia : la lésion est sous-cartilagineuse, le cartilage étant sain. Rien au fémur, ni à la rotule.

Deux gros drains sont mis l'un dans l'incision externe, l'autre dans l'interne. Le membre est immobilisé dans une gouttière métallique.

La température reste encore 3 jours à 38°, puis tombe à la normale, l'état général s'améliore rapidement ; la suppuration est fort peu abondante.

10 mai. Il ne reste plus que deux petites fistules permettant à peine l'introduction d'une sonde cannelée qui s'enfonce dans des fongosités, mais ne rencontre pas un os dénudé.

2 juin. Le genou, ayant de la tendance à la flexion, est redressé et mis dans un plâtre. La malade se lève et marche toute la journée.

10 juillet. Ablation du plâtre. Les fistules persistent.

19 août. Chloroformisation, grattage à la curette des fistules ; il en sort beaucoup de fongosités et des masses caséeuses. Cautérisation au chlorure de zinc. Rien au squelette.

Le genou marche vers l'ankylose fibreuse, mais jouit encore de quelques mouvements. En somme, la maladie est éteinte et la guérison à peu près accomplie.

Obs. XXIV. — *Ostéo-arthrite tuberculeuse du genou droit. Abcès extra-articulaire se prolongeant par un pédicule qui traverse l'articulation jusqu'à l'espace intercondylien.*

R..., Léon, 11 ans, entre le 12 février 1892, à l'hôpital Trousseau. On trouve dans les antécédents, 4 frères morts de méningite. Le début de la maladie remonte à juillet 1891 ; elle a été traitée par l'immobilisation dans une gouttière de Bonnet et les révulsifs.

État actuel. — Gonflement sus et sous-rotulien du genou dû à des fongosités surtout apparentes dans le cul-de-sac sous-tricipital, de chaque côté du ligament rotulien, et dans le creux poplité qui est devenu saillant. Il existe à la face interne du genou contre le condyle du fémur une collection purulente qui ne semble pas communiquer avec l'articulation.

Le membre est dans la rectitude ; mais les extrémités osseuses et surtout celle du fémur sont considérablement élargies.

Les mouvements provoqués sont limités et déterminent de grandes douleurs. La marche est difficile et l'enfant pose à peine le pied du côté malade sur le sol.

17 février. 16 piqûres de chlorure de zinc de 2 à 3 gouttes chacune.

Réaction ordinaire qui est calmée en quelques jours.

Le 24. M. Lannelongue ouvre l'abcès interne, il s'en écoule un pus séreux mêlé de grumeaux. Grattage à la curette de sa membrane tuberculogène. On trouve en un point de sa paroi un orifice en cul-de-poule qui s'enfonce dans l'articulation. Un stylet introduit dans cet orifice s'enfonce à une profondeur de 3 à 4 centimètres et tombe sur le fémur dénudé. Chose remarquable, à l'abcès fait suite un pédicule qui traverse l'articulation dont il est d'ailleurs complètement isolé et qui se rend sur le condyle externe dans sa portion qui avoisine l'échancrure intercondylienne. Evidement du foyer osseux, drainage, pansement iodoformé et appareil plâtré.

Nous retiendrons de cette observation ce fait qu'un abcès parti du condyle externe a végété dans l'articulation, a abordé la synoviale par sa face interne, l'a perforée en même temps que la capsule pour s'étaler sous les téguments, la cavité articulaire étant elle-même indemne de toute suppuration.

Obs. XXV. — *Ostéo-arthrite tuberculeuse du genou. Flexion à angle droit. Rétraction du ligament postérieur de l'articulation.* (D'après une pièce du Musée de l'hôpital Trousseau.)

Début à l'âge de 18 mois. A l'entrée à l'hôpital, le 11 novembre 1885, l'enfant a 8 ans. La jambe est fléchie à angle droit sur la cuisse. Il existe sur les téguments du genou de nombreuses cicatrices de fistules. Une fistule persiste encore et conduit sur la tubérosité interne du tibia elle donne lieu à un écoulement de pus abondant. Au-dessous d'elle se trouve sur la face interne de la jambe un abcès du volume d'un œuf.

Amputation le 2 février 1886. Guérison opératoire, mais au bout de peu de temps l'enfant meurt du croup.

Description de la pièce. — Le fémur est fléchi à angle droit sur le tibia et bien que l'articulation n'ait pas été ouverte on peut y constater la déformation classique du genou angulaire, les condyles du fémur ont disparu dans leur partie postérieure, le plateau tibial est venu se mettre en contact en ce point avec leur surface ulcérée. L'extrémité inférieure du fémur regarde directement en avant.

Incision verticale du creux poplité dans toute son étendue, mise à nu du ligament postérieur de l'articulation.

Bien qu'il n'y ait pas d'ankylose osseuse, on ne peut mettre le fémur dans l'extension, ce qui tient à un épaississement considérable et à *une rétraction,* surtout dans sa partie externe du ligament postérieur.

Obs. XXVI. — *Ostéo-arthrite tuberculeuse hyperostosique du genou.
Résection.*

Joseph H..., 17 ans, entre à l'hôpital Bichat le 1er avril 1891 pour une tumeur blanche du genou qui a débuté à l'âge de 15 ans, et a été traitée par l'immobilisation et la révulsion.

En mars 1890, M. Hartmann voit le malade et constate une hydarthrose tuberculeuse assez abondante qui se guérit en trois mois et le malade peut reprendre ses occupations ; quand vers le 1er mars 1891 survient une augmentation brusque du genou qui perd à peu près complètement ses mouvements de flexion et d'extension.

État actuel. — Le genou droit est très augmenté de volume et mesure 6 centimètres de circonférence de plus que du côté sain. Le gonflement est surtout marqué au niveau des tubérosités internes du fémur et du tibia qui sont douloureuses à la pression. La peau qui les recouvre est recouverte de veines bleuâtres et dilatées.

Fongosités à peine perceptibles. Si l'on ne tenait compte du mode de début et notamment de l'hydarthrose, on serait tenté de croire à une ostéo-myélite chronique ou à un ostéo-sarcome. La présence d'une masse de fongosités fluctuantes au niveau de la péronéo-tibiale vient d'ailleurs confirmer le diagnostic de tumeur blanche.

Résection du genou, le 17 avril, par M. Broca. — La synoviale présente des fongosités non douteuses surtout autour des ligaments croisés, elles sont enlevées aux ciseaux et à la curette. Les surfaces articulaires sont dépourvues de leur cartilage, mais on ne trouve nulle part de foyer osseux. Ablation de la rotule ; résection du fémur sur une hauteur de 3 centimètres, et du tibia sur une hauteur de 1 centimètre et demi. Suture à deux étages, drainage, immobilisation dans une gouttière plâtrée.

Le tissu spongieux des extrémités osseuses enlevées est jaunâtre, graisseux, les aréoles sont considérablement élargies, quelques-unes ont les dimensions d'une lentille.

Un petit abcès s'est formé secondairement le 25 mai, alors que la réunion était faite depuis un mois : il n'a d'ailleurs eu aucune conséquence.

Le malade a quitté l'hôpital le 19 novembre, complètement guéri : il marchait très bien.

Il a été revu par M. Broca, en juillet 1892, la guérison s'est maintenue et l'attitude est parfaite.

OBS. XXVII. — *Arthrite tuberculeuse du genou non suppurée. Injections de chlorure de zinc. Guérison.*

P..., Étienne, 5 ans, entre le 1er juin 1891, à l'hôpital Trousseau. Le début de la maladie remonte à deux ans. L'immobilisation, les pointes de feu, la compression n'ont pas amené une grande amélioration.

État actuel : le genou gauche est beaucoup plus volumineux que le droit, les os sont légèrement hypertrophiés. L'articulation est remplie de fongosités surtout abondantes au-dessus de la rotule dans le cul-de-sac sous-tricipital et au-dessous, en dehors du ligament rotulien. Empâtement et bombement du creux poplité : on n'y sent pas de ganglions, pas plus d'ailleurs que dans le pli de l'aine.

Les condyles fémoraux sont douloureux à la pression.

Le membre, un peu moins fléchi que l'angle droit, a perdu une grande partie de ses mouvements.

12 août. Injections de chlorure de zinc autour de l'articulation par M. Jalaguier, 12 piqûres de 2 à 3 gouttes chacune.

Le 13. Réaction vive, gonflement énorme du genou, dilatation du réseau veineux sous-cutané, douleurs et perte de mouvements ; temp. 38°,5.

Jusqu'au 17 août le gonflement reste stationnaire, mais à partir de ce moment il va en diminuant. De plus on peut constater une *induration* des fongosités dans toutes leur étendue sauf à la partie externe du ligament rotulien.

Le 30. Suppression de la gouttière plâtrée qui avait été appliquée le jour même de l'opération. Pansement compressif énergique à l'aide d'amadou et de bandelettes de diachylon.

30 septembre. Le genou a beaucoup diminué. Les fongosités sont de plus en plus dures, le malade ne ressent aucune douleur ni par la pression ni pendant la marche. Il quitte l'hôpital et semble être en pleine voie de guérison.

26 octobre. État local très satisfaisant, les fongosités n'ont point reparu. Il existe bien de chaque côté du ligament rotulien deux petites masses mollasses pseudo-fluctuantes mais elles sont constituées par de la graisse et nullement fongueuses. L'enfant marche toute la journée sans se fatiguer ; la rotule est mobile : l'articulation a presque tous ses mouvements : la flexion n'est pas tout à fait complète. Quelques petits mouvements de latéralité quand la jambe est en extension. Quand on la fléchit on perçoit des craquements mais ils ne causent aucune douleur. Les extrémités osseuses sont toujours un peu gonflées.

L'enfant revient de temps en temps à l'hôpital. Il est revu pour la dernière fois le 10 août 1892, c'est-à-dire un an après les injections. La guérison s'est maintenue, la jambe est en flexion légère mais on peut l'étendre complètement. Les deux petites masses mollasses qui encadraient le ligament rotulien persisten encore : elles n'ont d'ailleurs aucune tendance à la suppuration.

Obs. XXVIII. — *Arthrite tuberculeuse du genou gauche. Injections de chlorure de zinc. Guérison sans suppuration.*

G..., Adolphe, 8 ans, entré le 19 août 1891, à l'hôpital Trousseau. Enfant d'une constitution faible, pâle, anémique. Dans l'aisselle gauche cicatrice d'un abcès froid ouvert spontanément à l'âge de 5 ans et resté longtemps fistuleux.

Au dire des parents le début ne remonterait guère qu'à deux mois. Il s'est manifesté par des douleurs. Depuis un mois la marche est devenue impossible.

État actuel. — Gonflement énorme du genou constitué par des fongosités mollasses, fluctuantes, surtout dans le cul-de-sac sous-tricipital. Elles soulèvent la rotule et donnent le choc rotulien. Les extrémités osseuses ne sont pas douloureuses même à une pression énergique : si elles ont été malades la lésion a dû être minime et semble actuellement guérie.

La jambe est fléchie à angle droit sur la cuisse et ne parvient pas à se redresser complètement du moins sans chloroforme.

Pas de mouvements de latéralité.

Atrophie générale des muscles du membre.

État général médiocre : néanmoins pas de tuberculose ni au poumon ni dans les autres viscères.

Le 21. M. Jalaguier fait 11 injections de 2 gouttes chacune d'une solution de chlorure de zinc au dixième.

Le 22. Le malade a beaucoup souffert pendant 2 heures, on a dû lui faire une piqûre de morphine. Ces douleurs siégeaient à l'articulation tibio-péronière et à la face externe du fémur et du tibia.

Le genou a doublé de volume et a perdu tous ses mouvements. La peau est rouge, chaude, tendue, sillonnée de veines dilatées qui n'existaient pas avant l'injection. Température normale, 37°,5.

Le 24. Les fongosités commencent à s'indurer, mais le gonflement est toujours aussi marqué.

Le 30. Le genou tend à reprendre son volume normal, ses mouvements reviennent sans causer aucune douleur. L'enfant est soumis à la compression dans le but d'amener l'atrophie des fongosités indurées.

16 septembre. Va très bien, est en voie de guérison.

3 octobre. Le genou est encore un peu plus gros que celui du côté sain. Les fongosités sont toujours dures : elles constituent un véritable fibrome synovial. La flexion ne se fait pas complètement, mais l'extension est complète et le membre dans une bonne position pour la marche qui d'ailleurs s'effectue sans douleur. Le malade quitte l'hôpital.

1er décembre. L'amélioration continue, le genou a presque son volume normal, la flexion est plus étendue. Pas de douleurs, les fongosités n'ont point reparu. L'enfant mange bien et l'état général s'est beaucoup amélioré.

15 février 1892. L'enfant peut être considéré comme guéri. Il n'est point revenu depuis cette époque.

OBS. XXIX. — *Ostéo-arthrite tuberculeuse du genou. Injections de chlorure de zinc. Evidement du tibia. Guérison.*

B..., Lucien, 5 ans 1/2, entre le 10 août 1891, à l'hôpital Trousseau. A eu une bronchite à 9 mois, une pleurésie à 2 ans. Le début remonte au mois de janvier 1891 : il est traité par le repos au lit, des applications de teinture d'iode et la compression ouatée. Amélioration rapide, la marche devient possible, puis rechute en juillet

État actuel. — Genou droit énorme envahi par des fongosités qui remontent à trois travers de doigt au-dessus de la base de la rotule en remplissant le cul-de-sac sous-tricipital. Les fongosités saillent aussi en bas de chaque côté du ligament rotulien. Pas de liquide dans la jointure. L'épiphyse du tibia est douloureuse à la pression.

L'enfant ne peut faire que de légers mouvements de flexion et si l'on cherche à les augmenter on cause de la douleur. Mouvements de latéralité. Atrophie musculaire de la jambe et surtout de la cuisse.

Le 19. M. Jalaguier fait 11 injections de 2 gouttes chacune à la périphérie des fongosités en haut et en bas.

Le 22. A partir du jour de l'injection l'enfant a eu des hématuries qu'il faut peut-être mettre sur le compte d'une cystite tuberculeuse. Elles sont traitées par les balsamiques. La réaction a été vive, les douleurs ont persisté pendant 8 heures. Au pourtour de l'articulation, réseau veineux abondant. Les fongosités sont encore mollasses.

Le 24. L'induration se montre de chaque côté de la rotule, immobilisation dans une gouttière plâtrée. Les urines sont encore sanguinolentes.

4 septembre. La poussée inflammatoire a disparu, compression. Plus de sang dans les urines depuis hier.

Le 15. Les fongosités sont partout indurées sauf au cul-de-sac sous-tricipital où on trouve des signes non douteux d'un épanchement.

Le 22. Nouvelles injections, 5 piqûres de deux gouttes chacune sur tout le pourtour de ce cul-de-sac.

8 octobre. Le liquide et les fongosités ont disparu du cul-de-sac sous-tricipital, elles sont remplacées par une zone indurée mais on constate au côté externe du ligament rotulien une tuméfaction mollasse chaude et douloureuse. Les os sont un peu augmentés de volume. Quelques petits mouvements ne dépassant pas un angle de 20 à 30°, quelques mouvements de latéralité dans l'extension.

L'amélioration n'est pas douteuse, mais la guérison est loin d'être obtenue.

4 janvier. La tuméfaction juxta-rotulienne, après être restée longtemps stationnaire, a fini par s'abcéder. Incision de l'abcès donnant issue à un pus séreux avec de nombreux grumeaux. Grattage à la curette, attouchement au chlorure de zinc, drainage.

Le 6. Pansement, ablation du drain.

Le 10. L'abcès est guéri et l'enfant quitte l'hôpital.

9 février. Un nouvel abcès s'est formé un peu plus bas que le précédent en dehors de la tubérosité externe du tibia, il ne communique pas avec l'articulation mais le doigt s'enfonce dans une caverne anfractueuse creusée dans l'os, elle a les dimensions d'une petite noix. Grattage de cette caverne et de la paroi de l'abcès, drainage, suture.

Le 19. Un nouvel abcès s'est formé à la face interne du tibia, il a le volume d'un petit œuf. L'enfant entre de nouveau à l'hôpital.

Le 22. Incision, grattage, un orifice en cul-de-poule conduit sur l'os, extraction d'un séquestre irrégulier à prolongements multiples formé à la fois par l'épiphyse, la diaphyse, et un fragment du cartilage de conjugaison. Il était mobile dans une caverne tapissée elle même par une membrane fongueuse. Drainage, suture.

Les suites opératoires sont excellentes et la guérison vite obtenue. Mais le processus tuberculeux suivant son cours, une nouvelle collection se forme dans le cul-de sac sous-tricipital accompagnée de douleurs et de fièvre.

22 mars. Incision conduisant dans un vaste abcès limité en avant par la synoviale, en arrière par le fémur non dénudé, en bas il est isolé de la cavité articulaire. Grattage et cautérisation au chlorure de zinc.

Le 30. La maladie qui avait pris des allures en quelque sorte malignes est cette fois arrêtée. L'articulation est indurée dans toute son étendue. Le genou fléchi est redressé et immobilisé dans un plâtre. L'appétit revient et l'état général devient meilleur.

19 mai. Le malade va très bien, tout est cicatrisé, il part pour Salies-de-Béarn.

12 août. Est revu pour la dernière fois, la guérison s'est maintenue et semble définitive, mais le genou est ankylosé.

Obs. XXX. — *Ostéo-arthrite tuberculeuse du genou gauche. Injections de chlorure de zinc. Évidement du tibia. Guérison.*

B..., Camille, 3 ans 1/2, entre le 19 août 1891 à l'hôpital Trousseau. L'enfant a commencé à marcher à l'âge de un an, mais il y a un an on a remarqué qu'il se fatiguait sensiblement, plus vite qu'auparavant.

Il y a 8 mois, la mère constate un peu de gonflement au niveau du genou qui mesuré a deux centimètres de plus que du côté sain.

Ce gonflement a augmenté assez rapidement. Il présente depuis 4 mois environ le volume qu'il a actuellement. Jusqu'ici l'enfant a été traité par l'immobilisation dans une gouttière plâtrée et une série de vésicatoires au niveau de l'articulation.

État actuel. — Fongosités très volumineuses à la partie antérieure du genou sur une hauteur de 8 travers de doigt. Elles se prolongent sur le 1/3 inférieur de la cuisse et le 1/4 supérieur de la jambe marquées à leur limite par un bourrelet nettement accusé. Latéralement elles longent la rotule et son ligament. Leur consistance est molle, pâteuse. Il y a un peu de fluctuation en un point limité à leur partie inféro-externe. Pas de choc rotulien. Le creux poplité est soulevé. Il est le siège d'un empâtement profond. Atrophie assez marquée du triceps crural.

Ganglions inguinaux plus nombreux et légèrement plus volumineux que du côté sain.

Douleur à la pression au niveau des condyles fémoraux, surtout du condyle interne.

La jambe ne se fléchit pas sur la cuisse au delà de l'angle droit, et s'étend complètement.

Pas de mouvements de latéralité.

20 août. M. Jalaguier fait à la périphérie des fongosités des injections de 2 gouttes chacune de chlorure de zinc.

Le 21. Réaction vive mais indolente, les fongosités sont encore molles.

Le 24. Gouttière plâtrée postérieure. L'induration est manifeste surtout dans la région sus-rotulienne.

Le 27. Plus d'inflammation ; l'enfant est soumis à la compression.

15 septembre. Le gonflement du genou a beaucoup diminué, il n'est pas douloureux, les fongosités du cul-de-sac sous-tricipital ont disparu ; mais il persiste encore de l'empâtement dans le creux poplité et sur les côtés du ligament rotulien.

Le 25. Nouvelles injections, six piqûres.

Le 26. Réaction plus intense que la première fois, réseau veineux sous-cutané, peau rouge et très chaude.

7 octobre. Compression.

Le 15. Il existe un abcès à la face inféro-interne du genou ; incision, grattage, évidement d'un foyer osseux qui siège dans l'épiphyse du tibia.

3 novembre. Il reste encore une fistule qui ne donne que quelques gouttes de pus ; mais l'articulation s'est gonflée depuis quelques jours, elle est le siège d'un épanchement qui n'a d'ailleurs pas de tendance à la suppuration.

Le 18 novembre. L'épanchement a disparu et l'enfant est en pleine voie de guérison ; mais son genou est à peu près ankylosé, il n'a que quelques petits mouvements de flexion et d'extension. Pas de mouvements de latéralité.

L'enfant a été revu pour la dernière fois le 21 mai 1892, il marche sans se fatiguer, ne souffre pas et la guérison peut être considérée comme certaine.

OBS. XXXI. — *Ostéite-arthrite du genou ankylosé à angle obtus. Ostéotomie sus-condylienne, redressement. Guérison.*

L..., Louis, 14 ans, entre à l'hôpital Trousseau, le 5 janvier 1892. Le début de la maladie remonte à l'âge de 5 ans. Le membre n'a jamais été immobilisé dans un appareil. Il s'est formé à plusieurs reprises des abcès qui sont longtemps restés fistuleux, donnant issue à de petits séquestres. Les foyers tuberculeux sont éteints depuis 4 ans.

État actuel. — La peau du genou présente de nombreuses cicatrices déprimées, adhérentes au squelette, traces d'anciens abcès ossifluents. La jambe est fléchie sur la cuisse, formant avec elle un angle de 135° qui regarde en arrière et en dehors. De plus, elle est subluxée eu dehors, de telle sorte que la tête du péroné forme sous les téguments une forte saillie. Comme toujours, le tibia est incurvé au niveau de son cartilage de conjugaison, dessinant une courbure à concavité interne.

La circonférence du genou malade mesure 4 centimètres de plus que du côté sain. Le gonflement est uniforme, sauf deux saillies qui se dessinent de chaque côté du ligament rotulien et qui sont constituées par des fongosités ayant subi la transformation graisseuse.

Le raccourcissement est de 7 cent., aussi la marche est-elle difficile le malade ne s'appuyant que sur la pointe du pied.

Atrophie des muscles de tout le membre. Aucune douleur. Ankylose à peu près complète, il reste quelques mouvements de flexion et d'extension à peine perceptibles.

Opération le 26 janvier par M. Jalaguier. — Ostéotomie sus-condylienne par une incision latérale faite à deux travers de doigt au-dessus du condyle externe, redressement du membre, immobilisation dans un appareil plâtré.

Suites des plus simples, aucune élévation de température.

Ablation du plâtre le 22 février. Guérison. L'attitude du membre est parfaite, seulement l'inflexion du tibia persiste. Les mouvements ne sont pas plus étendus qu'avant l'opération.

Le raccourcissement n'est plus que de 3 cent. et il est à peu près corrigé par l'inclinaison du bassin. Pendant la marche le malade appuie sur la plante du pied, ce qu'il ne pouvait faire avant l'opération. Pour soutenir son genou, dont l'ankylose n'est pas tout à fait complète, il porte une genouillère en cuir.

8 avril. L'enfant quitte l'hôpital guéri.

Il est revu en juillet, il se trouve très bien et peut sans aucune fatigue faire de longues marches.

INDEX BIBLIOGRAPHIQUE

Ancelet. — Abcès sous-rotulien. *Gaz. des hôp.*, 1863, p. 138.

Angerer. — *Deuts. Zeitch. f. Chir.*, 1888, p. 43, et *XIXe Congrès de chirurgie allemand*, avril 1890.

Audry. — Du pied creux dans la tuberculose du genou. *Mercr. méd.*, 1891, p. 449.

Baraban. — *Des résultats éloignés des résections des grandes articulations.* Th. d'agrég., 1883, p. 145 à 160.

Bard. — Perforation spontanée de l'artère poplitée dans une tumeur blanche du genou. *Compt. rend. des scienc. méd. de Lyon*, 1878, t. XVII, p. 212.

Barré. — *Des déformations du membre inférieur consécutives aux tumeurs blanches du genou.* Th. de Paris, 1878.

Berne. — *Progrès médical*, 1881, p. 644.

Bidder. — Beobacht. ueber parasynoviale scrophulose Abcesse am Kniegelenk. *Deutsch. Zeitch. f. Chir.*, t. XVI, p. 227.

Billroth. — Entzündung des Kniegelenks. *All. Wien. méd. Zeit.*, t. XXVII, p. 408.

J. Bœckel. — *De la résection du genou.* Paris, 1889, et *Congrès de chir.*, 1891.

Bonnet. — *Traité des maladies des articulations*, 1845, t. II, p. 150 à 259, et *Traité des sections tendineuses.*

Bourgogne. — *De l'arthrectomie.* Th. de Paris, 1890.

Bouvier. — *Bull. de l'Acad. de méd.* 1840-41, p. 84.

Busch. — Beitrag zur Kentniss der Contracturen in Hüft im Kniegelenke. *Arch. f. klin. Chir.*, 1863, t. IV.

Campenon. — *Recherches anatomiques et cliniques sur le traitement de l'entorse des ankyloses.* Th. de Paris, 1879, et *Du redressement des membres par l'ostéotomie.* Th. d'agr. 1883, p. 157-184.

Cazin. — *Influence des bains de mer sur la scrofule.* Paris, 1885.

Chaboux. — *De la rupture de l'ankylose du genou.* Th. de Paris, 1879.

Chamorro. — *De l'hydarthrose tuberculeuse aiguë.* Th. de Paris, 1888.

A. Cooper. — *Œuvres complètes.* Trad. franç., p. 37.

Cordillot. — *Arthrectomie dans les arthrites tuberculeuses du genou.* Th. de Paris, 1891.

Coudray. — Arthrectomie et résection du genou chez les enfants. *Congr. franç. de chir.*, 1891, et Corps étrangers du genou. *Congr. franç. de chir.*, 1892.

Deaver. — Arthrectomie of the Knee-joint. *Med. News. Phil.*, 1889, p. 645.

Dionis. — De l'ulcération de l'artère poplitée dans la tumeur blanche du genou. *Bull. de la Soc. anat.*, 1850, p. 309.

Dollinger. — Das Zurückbleiben im Wachstume der kranken Exträmität bei tuberculöser Kniegelenkenzündung. *Centralb. f. Chir.*, t. XV, p. 897.

Dubreuil. — De la pseudo-hydarthrose du genou. *Rev. d'orthopéd.*, 1890, p. 321.

Duchenne de Boulogne. — *Physiologie des mouvements*, p. 371 à 406, passim.

Duncan. — On the operative treatment of tubercular disease of the Knee-joint. *Amer. Journ. of med. Sc.*, 1889, p. 364.

Duplay. — *Arch. gén. de méd.*, 1876, t. II, p. 91, et La tuberculose du genou et son traitement. *Gaz. des hôp.*, 1891, p. 1025.

Edouard. — *Du redressement de l'ankylose du genou par les nouveaux procédés d'ostéoclasie et d'arthroclasie mécanique*. Th. de Lyon, 1882.

Eymery. — *Du traitement de la tumeur blanche du genou chez les enfants*. Th. de Paris, 1876.

Fischer. — Ueber den Riesenwuchs. *Deuts. Zeit. f. Chir.*, 1880, t. XII, p. 58.

Follin et Duplay. — *Traité de pathologie externe*, t. III, p. 133.

Forestier. — *De l'arthrotomie ignée et du chauffage articulaire*. Th. de Lyon, 1885.

Foucher. — *Bull. de la Soc. anat.*, 1855, p. 473.

François. — *Des ostéites primitives et isolées de la rotule*. Th. de Lyon, 1888.

Gibney. — The orthopedic treatment of tubercular disease of the knee in children. *Arch. Pediatr.*, Phil., 1889, t. VI, p. 384.

Giraldès. — *Leçons sur les maladies chirurgicales des enfants*, 1889, p. 783.

Gosselin. — *Cliniques de la Charité*, t. II, p. 168.

Haran. — *Contribution à l'étude de l'arthrectomie dans les arthrites tuberculeuses du genou*. Th. de Paris, 1890.

Heydenreich. — Arthrectomie du genou. *Sem. méd.*, 1885.

Hoffa. — Die Kniegelenkresection bei Kindern. *Arch. f. klin. Chir.*, t. XXXII, p. 789.

Holl. — *Arch. f. klin. Chir.*, t. XXII, p. 374.

Holmes. — *Thérapeutique des maladies chirurgicales des enfants*. Trad. 1870, p. 661.

Hueter. — *Deutsch. Zeit. f. Chir.*, 1879, t. XI, p. 334.

Humphry. — *Med. Chir. Transact. London*, 1889, t. LXXII, p. 165, et *Brit. med. Journ.*, 1889, p. 188.

Jalaguier. — *De l'arthrotomie*. Th. d'agr., 1886, et *Rev. d'orthopédie*. 1890, p. 357.

Kirmisson. — Sur une déformation particulière du genou simulant la luxation du tibia en arrière. *Rev. d'orthop.*, 1890, p. 137, et *Leçons sur les maladies de l'app. locomoteur*, 1890, p. 153 à 192.

Kocher. — Arthrotomia et resectio genu. *Arch. f. klin. Chir.*, t. XXXVII, p. 797-

Kœnig. — *La tuberculose des os et des articulations*, trad., 1884. *Traité de patho. logie externe*, trad., 1890, t. III, p. 584. La température dans les arthrites fongueuses purulentes. *Deutsch. Zeit. f. Chir.*, t. X, p. 1, et *Arch. f. klin. Chir.*, t. XI, p. 190.

Krause. — *Berl. klin. Woch.*, 1889, et *Congr. de chir. all.*, 1890.

Lagrange. — *Traitement de l'ankylose du genou*. Th. d'agr., 1883, et *Traité de chirurgie*, 1891, t. III, p. 275 à 321.

Lannelongue. — La synovite granuleuse. *Soc. de chir.*, 10 avril 1878. — *Abcès froids et tuberculose osseuse*, 1881. — *Coxo-tuberculose*, 1886. — La méthode sclérogène dans les ostéo-arthrites tuberculeuses. *Acad. de méd.*, 7 juillet 1891, et *Congr. franç. de chir.*, 18 avril 1892.

Laveran. — Tuberculose aiguë des synoviales. *Prog. méd.*, 1876, p. 727.

Le Fort. — *Soc. de chir.*, 6 avril 1879, et *Acad. de méd.*, 21 juillet 1891.

Leudet. — *Gaz. méd. Paris*, 1872, p. 359.

Lucas-Championnière. — *Bull. de la soc. de chir.*, sept. 1890, et passim in thèse de MACON.

Macon. — *Contribution à l'étude des résections du genou.* Th. de Paris 1891, p. 66 à 73.

Malgaigne et **Le Fort**. — *Médecine opératoire*, 9ᵉ éd., t. I, p. 407.

Mandry. — Zur Frage der Arthrectomie des Kniegelenks bie Kindern. *Beitr. f. klin. Chir.*, Tubingue, 1887.

Martin. — *Bull. de la soc. de méd. prat.*, 1892, p. 32.

Marty. — *Du traitement des arthrites tuberculeuses par l'iodoforme,* Th. de Bordeaux, 1891.

Mauclaire. — Anat. et phys. path. des arthrites tuberculeuses. Déductions thérapeutiques. *Gaz. des hôp.*, 1892, p .533.

Moutard-Martin. — Des mouv. de latéralité dans l'art. du genou. *Progr. méd.* 1876, p. 846.

Müller. — Zur Frage der Operation bei Kniegelenkstuberculose der Kinder. *Centralbl. f. Chir.*, 1885, t. XII, p. 873.

Nicaise. — Arthrite tuberculeuse miliaire secondaire. *Rev. de chir.*. 1891, t. XI. p. 1115.

Nüssbaum. — *Die Pathologie und Therapie der Ankylosen.* Munich, 1863.

Ollier — *Comp. rend. de l'Acad. des scienc.*, 28 janvier 1861. *Traité des résections,* t. I, p. 594 et t. III, p. 206 à 369.

Oudaille. — *De l'hydarthrose tuberculeuse.* Th. de Paris, 1884.

Panas. — *Dict. de méd. et de chir. prat.*, art. Articulation, t. III, p. 392, et art. Genou, t. XVI, p. 55.

Paschen. — Eine knorpelige Synostose nacbt Kniegelenkresection. *Deutsch. Zeit. f. Chir.*, 1874.

Pemberton. — *British med. Jour.*, novembre 1859.

Petersen. — Congr. des chir. allem., 1886, et Zur Frage der Kniegelenkresection bei Kindern. *Arch. f. klin. Chir.*, 1885, t. XXXIV, p. 445.

Phocas. — L'arthrectomie dans la tumeur blanche du genou chez les enfants. *Rev. des mal. de l'enf.*, 1892, p. 349.

Picqué. — *Dict. Encycl.*, art. Tumeurs blanches, 3ᵉ sér., t. XVIII, 1888.

Plicque. — Traitement de la tuberculose du genou chez les enfants. *Gaz. des hôp.*, 10 janvier 1891.

Poinsot. — De la résection du genou et de son application à l'ankylose angulaire. *Bull. de la Soc. de chir.*, 1879, t. V, p. 461.

Poncet. — *Traité de chirurgie*, t. II, 1880, p. 702.

Poulet. — *Soc. de chir.*, 22 oct. 1884.

Powel. — *Le pseudo-rhumatisme tuberculeux.* Th. Paris, 1874.

Priou. — *La tuberculose des synoviales articulaires.* Th. de Paris, 1878.

Quentin. — *Des injections interstitielles de solutions iodoformées dans les tumeurs blanches.* Th. de Bordeaux, 1891.

Reclus et **Forgues**. — *Traité de thérapeutique chirurgicale*, 1891, t. 1, p. 667 à 707.

Redard. — Arrêt de développement des extrémités malades dans l'arthrite tuberculeuse du genou. *Gaz. méd. de Paris*, 1889, p. 423.

Reyher. — Ueber die Veranderungen der Gelenke bei dauernder Ruhe. *Deutsch. Zeit. f. Chir.* t. III, p. 1073.

Richelot. — Arthrectomie dans les tumeurs blanches. *Soc. de chir.*, 28 nov. 1890.

Riedel. — Ueber insolirte Tuberculöse Geschwülste des Kniegelenks. *Deutsch. Zeit. f. Chir.*, t. X et XI.

Richet. — *Mémoires de l'Acad. de méd.*, 1853.

Roberts. — Chron. articul. osteitis of the knee joint. *Med. News*, Phil. 1884, p. 90.

Rochet. — Des résultats éloignés de quelques synovectomies du genou. *Mercr. méd.*, 1892, p. 1.

Ruggi. — *Rev. de chir. de Bologne*, 1892, fasc. 10.

Salmon. — *De l'ostéo-arthrite chronique du genou*. Th. de Paris, 1884.

Sayre. — Chron. lect. on disease of the Knee-joint. *Med. News*, Phil., 1884, p. 205.

Schede-Max. — *Arch. von Langenbeck.*, t. XII, p. 627.

Sonnenburg. — Die spont. lux. der Kniegelenks. *Deutsch. Zeit. f. Chir.*, 1876.

Spillmann. — *Dict. Encyc.*, art. Genou, 4e série, t. VII.

Velpeau. — *Dict. en 30 vol.*, art. Genou, t. XIV, p. 94.

Villemer. — Ueber Kniegelenkstuberculöse. *Deuts. Zeit. f. Chir.*, 1885, p. 268.

Vincent. — De l'arthrotomie ignée et du chauffage articulaire. *Rev. de chir.*, janvier 1884.

Volkmann. — *Berl. klin. Woch.*, 1874, p. 629, et Die Arthrectomie am Knie, *Centralb. f. Chir.*, 1885, p. 137.

Wartmann. — *Deutsch. Zeit. f. Chir.*, 1888, p. 435.

Wolf. — Ueber trophische Störungen bei primären Gelenkleiden. *Berl. klin. Woch.*, 1883, p. 422.

Wright. — Excis. of Knee-joint. *Ann. of. Surg.*, 1889, t. X, p. 411.

Zoege-Manteuffel. — Ueber die Behandlung fungöser Kniegelenkenzündung. *Deutch. Zeit. f. Chir.*, 1888, p. 113.

TABLE DES MATIÈRES

PREMIÈRE PARTIE
ANATOMIE PATHOLOGIQUE

DEUXIÈME PARTIE
INDICATIONS THÉRAPEUTIQUES

IMPRIMERIE LEMALE ET Cie, HAVRE

9 782013 462303